大家一起來運動

易天華◆著

序

　　從國術啓蒙進入舞蹈表演，再跨入舞蹈
教育界，已有二十個寒暑，每天浸潤於肢體
訓練與實際操練課程，無論是抽象呈現、寫
實表意，外加編導或創作，都與人體有關。
從藝術的角度來看肢體的動向，則充滿了力
與美的最高境界，從生理的角度來談肢體的
運動，則打開了人體生化的調控機能。

　　由習武教舞到從事科學研究，目標對準
「人體」做全人的研究與析解，從實際舞蹈教
學中看到學生技巧與藝術性的成長，更從韻
律操教課中獲得突破性的成果，如糖尿病症
的斷根、氣喘病康復、婦人白髮變黑、荷爾
蒙激素再生、自閉兒痊癒，均在健康有了優
良的貢獻。爲此進入清華大學原子科學研究
所，進一步做科學的研究，在科技PET的驗證
下，看到了運動可促進細胞壁的腔道暢通，

序

　　並由核醫藥物偵測下得知生化分子量的再生。這些都告知了一個訊息：運動可促進新陳代謝發揮機能性工作，為此深感「藝術本無價，健康質更高」。

　　許多人都知道要運動，醫生也提示病人去運動，但都說不出一個最安全、合適又有用的運動法，慢跑或游泳不會使氣喘、心臟病、高血壓、骨質疏鬆症康復，更不會使胖子變瘦，或啤酒肚消失，唯有正確、有目標的運動法，才能發揮功能性的成績。個人有無數的教學經驗及成果，現整理、編輯提供給迫切需要運動的人來鍛鍊。

運動介紹

「此書針對人體各部位做重點操練，適合十五歲至八十歲成人或八歲以上肥胖兒童練習，可改善體能及塑造體態，須採取循序漸進法。」

運動時要配合呼吸，原則上抬手或伸展筋骨時為吸氣，回位或下壓時為吐氣，運動速度以緩和為宜（即中速度）。初學者宜選取三組動作針對需要來練習，至兩週後可增加成五組，本書所有運動角度，須視個人柔軟度做調整，切勿操之過急，以防拉傷、扭傷。

運動須持之以恆，不可半途而廢，所有動作須配合來做，則可達理想狀態。另可自行針對體重、身高每週做一次記錄，增加發現樂趣。

運動介紹

運動守則：Fitness不胖不瘦之法

F：Frequency　運動次數

每天都做，最少一次，最多三次

I：Intensity　運動強度

心跳速度－（年齡×70％）＝運動強度

例如：每分鐘極限220次－40歲×70％

　　　＝每分鐘126次

T：Time　運動時間

每組動作2分鐘至3分鐘，每次選2組至3組。

注意事項：初學者宜選取簡單動作先做，至一個月後再加入彎腰或彈跳動作。若綜合所有動作來做時，不可超過七組，以防

運動介紹

心跳過快、呼吸困難，造成運動傷害。

　　運動可以促進血液循環、提高體能，讓全身充滿活力，人人都知道「要健康就要運動」，醫生也建議病人須運動。但什麼方法最為恰當與適中，一直就是大家與筆者追尋的目標，現在這本書集合筆者教學二十多年的經驗，累積整理著作而成，值得收藏。

目　錄

目　錄

挺起胸，拉直背，坐在椅上來預備；拉拉手，伸伸腿，舒舒服服伸懶腰！

伸懶腰

我們的身體如同一座工廠，為了完成許多工作必須釋出能量來達到一定的目標。然而我們往往求好心切而忘了自己的身體已釋盡能量而不知休息，此時身體自然呈現僵硬、痠痛、疲勞才頓時回神（發覺）需要休息了。但是往往不知要用什麼方法來舒解或者鍛練身體使其恢復疲勞。不用著急，現在我教你一個又快又好又有效的運動──→伸懶腰在西方所提倡的人體動力學說是伸展操，即是肌肉的伸展與收縮。而中國老祖宗所教導的是吐納運動，即指血氣的運轉。這兩者都顯示出身體的動向與呼吸的結合是需要相互配合的。人體有了動向才有氣的運行，血液因而穿梭於人體各部帶給了好氣，再將廢氣排出，如此運作身體所呈現的情況是清晰的、是活力的、是非常新鮮的，而往往身體的痠痛與疲倦在剎那間消失的無影無蹤，真驗證了父親訓誡：南拳北腿本一家，只是動作稍有差，太極少林皆體用，功夫高

低靠方法。方法用對了所獲得的立即反應，就可知道有效還是無效，或者可說是好與不好了。

　　另外須特別一提的是除了身體的運作之外，頭腦的思想也必須要有調整，也就是需要輕鬆一下。日常中許多事使我們勞心勞力，這是精神緊繃的另一種情況。因此在美國的舞蹈治療中著重的是精神思想的引導來帶動身體的運行而完成舒解情緒的目的，這樣的方式給許多人帶來了愉快、舒適與幸福的感覺，所以當我們在做伸懶腰動作時也將此一法則納入思考中。

伸懶腰

1 放鬆思緒與身體準備好動一動。

2 坐於椅前半段將上身後傾斜靠背，雙腳併攏前傾。

3 交叉手掌反手前推直臂。

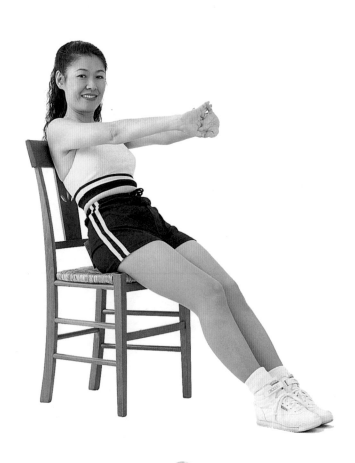

4 雙手繃直上拉伸舉。（此時吸氣）

5 雙手與上身後仰，雙腳漸伸展打直。（此時憋氣）

6 雙手徐徐滑落回位，雙腳同時放輕鬆。

（此時用 口徐徐吐氣）

如此往反5次得以全身頓覺輕鬆舒適，此
動作適合在下午3:00之後來做，試一
試，就可體會了。

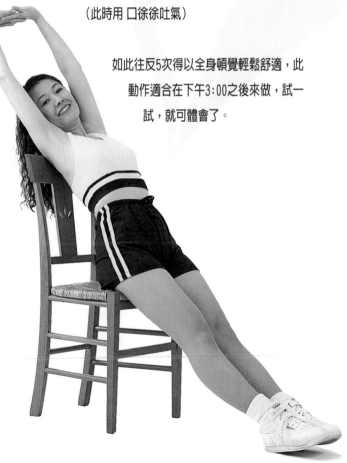

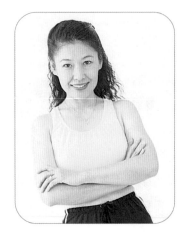

努力耕耘天天做，克服懶
惰沒藉口，認真學習享成
果。

易天華

易天華

學歷：文化大學舞蹈系
紐約大學舞蹈教育碩士
清華大學原子科學博士班研究生
經歷：世新大學舞蹈創意課老師
老人大學免疫系統運動教授
榮譽：第十二屆飛鳳獎得主
民國七十一年榮獲
台北市政府頒贈最佳師資獎
民國八十四年文藝復興獎得主

一星期，拉拉腿，健康美麗看得見；我來教，你來做，相得益彰樂無窮！

拉拉腿

當我們坐著一旦要起身行動，首先會將雙腿一收而後腳跟著地，這時所有的能量必從位於腳跟之督脈釋放出來，使兩腿有力便於站起，但是此時經常產生一種情況就是兩腿無力且有虛脫之感，那是因為雙腳曲膝且坐得太久血氣不順之故，而後衍生出另外的問題：雙腿浮腫、上腿粗下腿細、男性肚大腰粗，女性則臀大腰粗（男女脂肪分布有別）想像一下這種情景多傷感情，「美腿」向來為女性為憧憬的目標，而男性也會覺得賞心悅目，同樣的如果男性有雙健康勻稱的腿，當然也會吸引女性的。而一雙「健康」又「美麗」的腿並不是一天可塑造出來的，「健康」與內分泌有關，需要千錘百鍊調整出來的，「美麗」更是必須由精雕細琢而培養出來的，因此如何把握時間使之能夠事半功倍就相當重要，首先我們先將一日分為三次（保健一次即可），就如同吃藥一般讓運動也看得見效果。在長時間坐於椅子後來

動一下，無論是上班族或家庭主婦，抓住機會，好好的將這一組動作做它三分鐘，每天三次，一週之後就見功效，因為線條的改變是感覺得到的，它是不說謊的，但是成功之後再改成一天一次做保養運動即可。

拉拉腿

1 坐於前半段椅子上，雙腿伸直雙手互握反向推直。（吸氣）

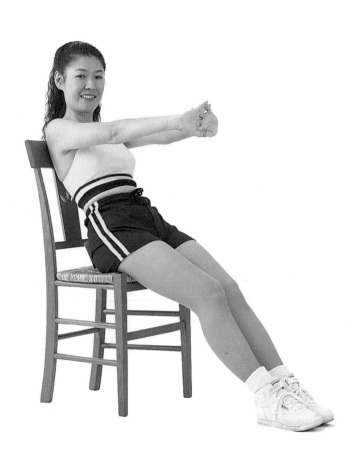

2 將上身往下滑，並將雙手掌碰觸腳尖。（此時全身繃緊膝蓋打直才有效，吐氣）

3 再後滑回到原來的坐姿。（吸氣）

4 坐定後再吐氣。

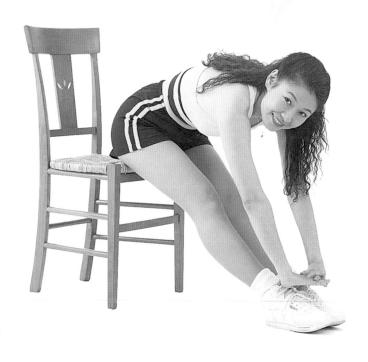

以上動作用自然緩慢舒適的速度，配合呼吸做5次以上到滿3分鐘，會產生舒適感同時完成放鬆的目的。

壓壓背，彎彎腰，輕鬆操作不費力；仰起頭，挺起胸，努力做到真神氣。

彎彎腰

每一個人的一天，坐在椅子上的時間要比站著來得長些，上班族往往一專心工作就忘了時間，直到腰痠背疼才發現坐太久了。這時候絕大多數的人會想到站起來走一走，上洗手間或喝杯飲料來緩和全身的酸痛。雖然這也不失是一個辦法，但是幫助並不大，因為這樣做只能解除暫時的疲勞卻無法解決根本的問題，而高、中、小學生們甚至沒得選擇，非坐著不可。經常聽到父母提醒孩子「別彎腰」。

尤其家庭主婦幾乎所有家事都是弓著身做，如此長久積壓造成了背部不適，久而久之從外觀看來是彎腰駝背，從身內來考量這就是造成骨刺的前因。

所以更好的辦法就是適時的讓背部脊椎活動一下，預防未老先衰的現象出現，所以我們應當抓住當時的痠痛來做立即的處理，是由於即時「動一動」可立刻消除痠痛的現象，而且完全的解除日後可能造成的遺憾，要想外形挺拔、神采飛揚只有找出適當的辦

法，正確操作才可能創造出不一樣的身段。

這次的主題「彎彎腰」是利用脊椎骨的軟鞭構造，以及上背肌肉的軔性做收縮與伸展的雙向運動，輕鬆舒適完成養身及塑身的工作，試一試便分曉。

彎彎腰

1 坐於椅子前半部，雙手反握抱著頭部，同時吸氣挺胸背部挺直。

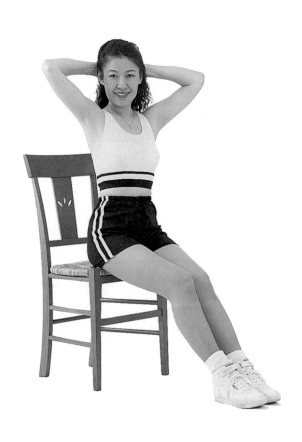

24

2 雙手肘向裡靠攏，上身漸漸往下彎，同時吐氣並將雙手肘觸膝。

3 再將上身緩緩挺起恢復到第一個步驟的動作。（吸氣）

4 坐定後再吐氣。

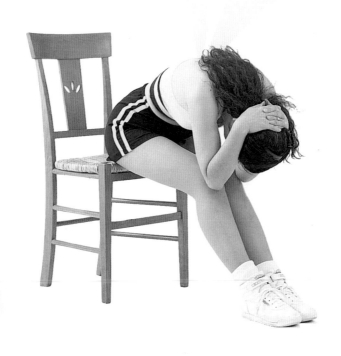

動作要緩慢進行注意呼吸做滿3分鐘即可。*Gook Luck*

手抱頭，轉個身，手肘觸膝巧相逢；右也做，左也做，均衡一下樂趣多。

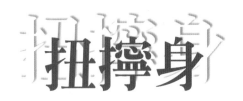

扭擰身

我們的身體有個空間，這個空間充滿了骨骼和肌肉，它主宰了人體的動向，有了動向就形成了方位：前、後、左、右、上、下是基本的動向，而轉、擰、彈、跳是輔助的預備。所以日常生活中不太用得到的角度並不代表不能做。因爲人的身體有很大的可塑性，最重要的是如何行之才較爲恰當。譬如韻律體操選手經過特殊方法訓練，產生了絕佳的體操技巧，發揮了身體動向的極限而讓人嘆爲觀止。又如瑜珈的軟功練習也造就異於常人的特異技術，但是運行不當反而會造成運動傷害或骨刺，因此正確的運動方法是我們應當注意和追求的，而鍛鍊日常不太動得到的身體角度，有增加肌肉彈性和預防扭傷的功效，除了一般自然方向外，我們也要做一些擰身的動作來培養身體的柔軟度及塑造腰部線條，以完成全方位設計的組合動作。

其實坐在椅子或沙發上也可以做運動，

而且這類動作對於彌補人體動向不足更有意想不到的功效，例如，這次的主體「扭擰身」就是一個很好的驗證。藉由坐姿輕鬆自在地完成扭、擠、壓腹腰部位及伸展全身肌肉的目的，達到收縮肚子和細腰的確實效果，這一篇我們就來做這組動作，無論男生或女生大家一起來「動一動」。機會建議！先用皮尺量一下肚圍，一段時間後一定會有意想不到的驚喜。

扭擰身

1 坐在椅子前半部，曲膝且雙手抱頭。（先吸一口氣）

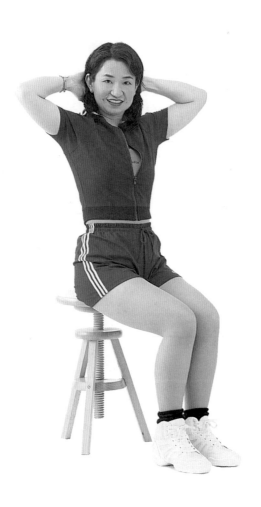

30

2 上身向右側轉，並抬起右腳將左手肘觸膝，成擰身狀。
（此時要吐氣）

3 起身回到原位，如第一步驟。（吸氣）

4 上身向左轉，並抬起左腳將右手肘觸膝，成左擰身狀。
（吐氣）

5 起身回到原位，如第四步驟。（吸氣）

由於此組動作的特殊性，因此動作的角度保持90度轉角即可，不須太大轉體，但須保持動作連貫，記著一組動作須做滿3分鐘才會發生效力。

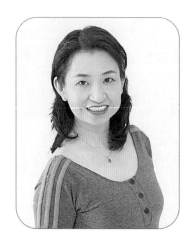

易天環

易天華舞蹈健康／藝術工作室教師
十五年教學經驗
人事行政局公務人員人力開發訓練所教師
農訓所健康講座教師
財訓所健康運動教師
淡水農會婦女研習班教師
中華民國韻律體操裁判
台視文化職員研習社教師

運動最大的好處，就是健康，而有氧操韻律是所有有氧運動中最好的。它沒有環境、時間、場地的限制，只要你喜歡，隨時隨地都能操作，可快可慢，完全由你一手掌握，均衡對稱的動作，配合喜歡的音樂，不但能使身體健康，還可苗條身材、美麗年輕，並可舒解緊張的工作壓力，真是一舉數得。

從事教學工作已近十五年，每當我上課前問同學：「人生最大的財富是什麼？」大家異口同聲：「健康」。雖然是每個人都知道，但要立即擁有，卻真是不容易；不過只要持之以恆，擁有健康絕非難事。其次，想減肥的朋友請牢記「少吃多動」四個字，並認真的實行，這是最安全、最省錢、最有效，並且絕無負作用的減肥不二法門。

持續、堅持是從事韻律操的基本態度，凡事起頭難，剛開始肌肉會痠痛，可熱敷、泡澡，即可恢復，克服惰性，很快就能適應，幾次之後就漸入佳境，而健康美麗就指日可待了，加油！

易天環

甩甩手，上舉高，挺胸抬頭吸口氣；來回做，不著急，耐心琢磨除廢氣！

甩手吐納術

健康成爲世界唯一最快獲得認同且最容易接受之事，因爲人人都追求健康，渴望長壽，所以當美國人宣布公共場合禁菸之後，各個先進國家都很快的跟進，雖然杜絕了二手菸，但也避免不了其他的形成因素，例如，廢氣排放（汽機車、工廠）和家庭污染（炒菜油煙）都可能造成人的肺部病變，假設家庭主婦或大廚師長年的吸入炒菜油煙，他們的肺如同過濾網一樣充滿了油漬，而我們必須爲它清洗乾淨，此時只有靠運動來進行清潔工作了，然而人的構造和物品是不同的，必須靠定期的運動才可以產生預期的效果，所以一個有用以及好的辦法是我們應當注意學習並且努力追求以達絕佳境界的健身之道。

在紐約大學修課時，於人體肌肉與骨骼學課程裡經常提到筋骨間的互動，因而在解析動作上有了不同的發現，這篇的主題——甩手吐納術，就是利用雙手的上下擺動來幫

助胸腔充分的呼吸，由上抬手來加大吸氣量
且擴大胸腔的空間範圍，再將雙手下後甩利
用上胸的肌肉緊繃來產生壓力再自然吐氣，
使得肺部體積變小，如此來往多次運動便形
成了如同氣球般，在一鬆一緊間讓肺部組織
充分的得到摩擦，而完成了搓揉肺部及清潔
污垢的目的，當然這樣的運動加速了血液循
環，而將污垢帶入排泄系統自然排出體外，
相信這樣的運動法必然增加了肺部組織的彈
性，也提高了肺部組織的健康度，現在就讓
我們一同來體會這組動作。

甩手吐納術

1 雙腳併攏，雙手上甩，頭往上
抬。（吸氣）

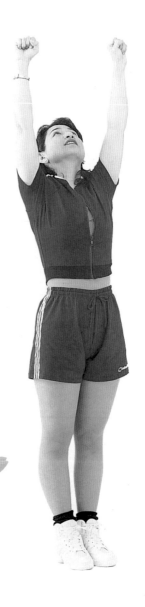

2 保持併腳，雙手下甩，頭自然前看。（吸氣）

如此來回持續做3分鐘，讓身體產生熱能，自然活化身體的免疫系統發揮功效，試試便分曉！

甩甩手，抬抬腿，扭腰擺臀趣味多；身如車，勤發動，發熱防鏽動帶風。

擺手後拍腳

在台灣每天清晨各個公園都有許多人從事不同的運動，人們愛好運動多數出於自動自發，少數人則是由於告知、吸引、甚至被動性的來做運動，然而無論是跳舞、做瑜珈、打太極，或練氣功都有各自的方法，而這麼多不同的運動都是人的創作與貢獻，現在由於資訊的發達及科學的進步，運動法也有了新的發現，且產生多樣性的變化，從骨骼結構上來看有些動作必須要做，例如，直向撐身、平面繞體、直立彈跳等，這是屬於輔助性的動作，目的是為了要預防意外，例如，跌倒、撲撞、扭撐時將傷害減到最小，但是一般人卻忽略去鍛鍊它，我們特別提出來加以探討及鍛鍊。「擺手後拍腳」是由雙手與腳來做體後的斜向交叉碰觸，它是藉由撐轉身和大拉筋來完成後伸展筋骨的任務，同時也將手臂肌和腿部、臀部的肌肉充分運動，若加強次數來做則會達到消除脂肪的效果，試著「動一動」你會發現在平日

我們並不容易去做到如此的動作，但是這組動作並不難，如果拍不到腳掌並不表示不對，只要假以時日便可以碰觸腳掌，一個月後你會意外的發現自己的臀部藉由扭腰、擺臀、後提腿等交錯的肌肉牽扯，形成精雕細琢更顯高翹好看。切記！運動小處方：早、午、晚各做三分鐘讓運動效果看得見。

擺手後拍腳

擺手後拍腳

1 雙手右側平舉，右腳右旁點地。（此時吸氣）

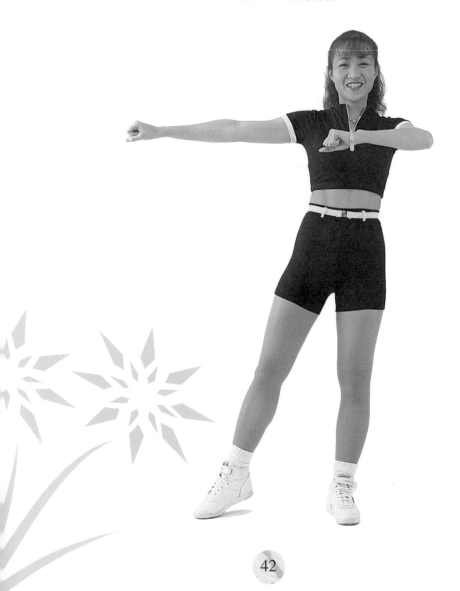

42

2 雙手與右腳齊向左平面甩，成雙手左甩平，右腳向左斜後勾起。
（此時吐氣）

保持動作連貫來做，再換邊左手左
腳做。

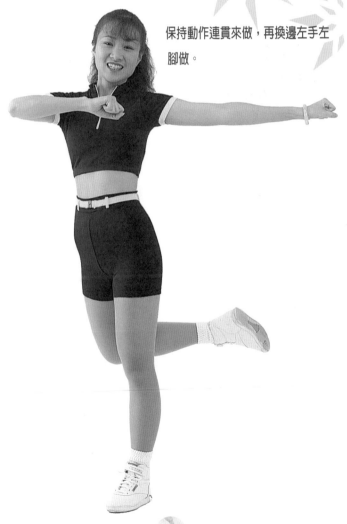

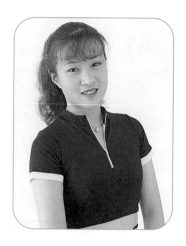

陳玉玟

自幼習舞近二十年，從事教學十一年
曾任幼稚園幼兒舞蹈教師
國小教師舞蹈指導老師
並參與大小型公益晚會演出
電視台運動教學示範
報章雜誌簡易健身教學
現任教於易天華舞蹈工作室

「認真的女人最美」從事舞蹈教學十多年來，總覺得認真「運動」的女人更美，學生們經過長期的舞蹈運動洗禮之後，培養出優雅的氣質及完美的體態，不僅讓男人喜歡，更叫所有的女人欽羨與妒嫉。現代人的生活步調越來越緊湊，缺乏適當運動和休閒時間，導致所有來自各方的壓力無處發洩。持續有計畫的運動，可讓您體弱多病的體質與肥胖不勻稱的身材獲得合理的改善，更可使您的生活有了重心，所以適當的運動絕對是個很好的方法，請您快加入我們的行列，我們必定竭盡所能讓您獲得滿意的結果，到時候您就能深深的體會到「認真『運動』的女人真的是最美的」與大家共勉之！

陳玉玟

齊甩手，直挺背，增強呼吸練心肺；後勾腳，拉抬腿，舒展筋骨助代謝。

上甩手後勾腳

　　一個新生嬰兒呱呱落地時，先有手腳擺動才有呼吸繼而哇哇大哭，緊接著人們歡天喜地的迎接一個新生命的到來，而這個嬰兒就是藉著身體的運動來開啟生命的循環系統，因為他推動了血液循環，讓氧氣進入了體內，他可以在大自然給予的有氧環境裡正常呼吸而生存下來，由此可見，呼吸在人體循環系統是個重點，一般呼吸量只提供日常的活動，若要加大呼吸量只得藉由身體運動來完成循環系統的運作，而推動大循環的目的是要增進內分泌系統的代謝工作，和培養體內器官的健力及彈性的工作，這如同給循環系統做一次大掃除，這樣的運動觀念是需要建立的，有了這個想法，每天的運動就不會覺得負擔而提高自發的意願了。

　　這篇的主體「上甩手後勾腳」便是利用四肢和呼吸產生幫浦及虹吸原理，讓骨骼與肌肉在最大的直線空間裡擺動，經過無數次的操練，使心肺功能盡情的發動，並促成了

血液快速循環的效果，這組動作的特色便是
直接切入核心，在短時間裡很快的將能量發
動起來，除了提供免疫系統再次的製造機會
之外，同時也完成了代謝的工作，由於它瞬
間產生的運動量很大，因此必須在暖身之後
或者喝杯溫水之後來做。

上甩手後勾腳

1 右腳前點，左膝微彎，雙手齊後甩。（同時吐氣）

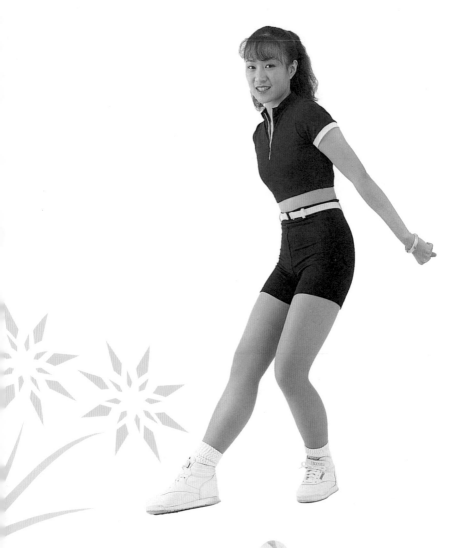

2 雙手齊往上高甩，同時右腳往
後勾踢抬腿，左腳站直。
（同時吸氣）

3 雙手下甩置身後，同時右腳回
點於左腳前，左腳曲膝。（如
步驟，吐氣）

4 同步驟二，吸氣。

此動作來回做10次之後，換邊換腳做10
次，共做3組循環即可，感覺舒適可一日
做三趟。（早、午、晚）

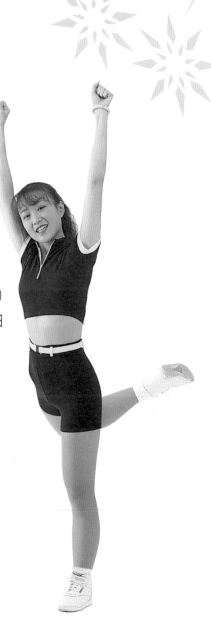

合起掌，反手推，弓步預備轉體操；向右擰，彈轉腰，體態優美大家瞧！

撐身拉腳筋

中國人是聰明的，在日常生活中我們可以看到許多從想像裡獲得的創意，五千年前科學尚不發達，已有伏羲設八卦圖（最古老的地球儀），另配上一黑一白狀似小魚相互纏繞的太極圖，我們可以想像成一男一女，人類因此有了互動才得以傳承且生生不息，又可想像成一柔一剛相互並濟欲陰為陽，這也說明了兩者互動之重要性，而我們的身體就是柔與剛的組合，柔——是指肌肉群，剛——是指骨骼，若缺一就不能成為形體，在人體結構學上明白的指出兩者的互補性，骨骼需要肌肉的牽引才能動作，而肌肉需要骨骼的支撐才能充分展現伸縮的功能，因此在老祖宗時代便有各式各樣的健身操，其中少林拳講究勁與力是剛的表現，太極拳要求順與慢是柔的表現，氣功則鍛鍊氣血循環為兩者則注入了精髓，這些都是很好的健身運動，並且發揮了最大的創意。

「動一動」所介紹的均為創新的動作，預

先設計了氣血循環的可能性，讓所有動作都合乎自然人體結構學，在運動下及時的達到成果，同時也為健身運動增添一些魅力和說服力，而「擰身拉腳筋」是用壓擠的原理將全身做扭毛巾轉體，使肌肉如鬆緊帶盡可能的伸展與收縮，除了促成塑身的功效，並由於擠壓血管使得血液加速循環也完成了代謝的工作，以上是這篇的運動重點，如果每天做三次，一週後您會發現臀、腰圍收緊了。

擰身拉腳筋

擰身拉腳筋

1 右腳前踏左腳在後成弓步屈膝，雙手合掌反手前推，直臂平舉胸
前。（吸氣）

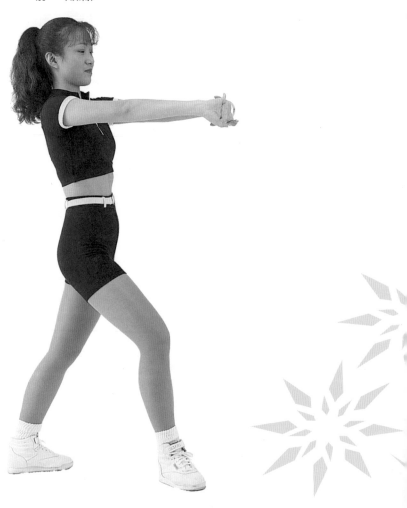

54

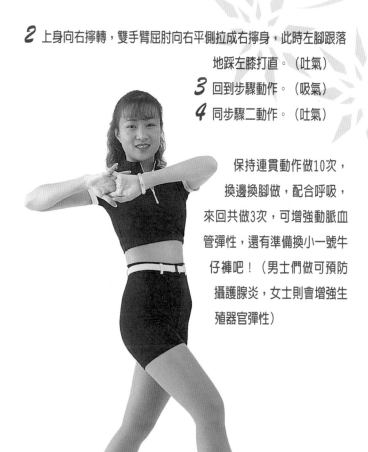

2 上身向右擰轉，雙手臂屈肘向右平側拉成右擰身，此時左腳跟落地踩左膝打直。（吐氣）

3 回到步驟動作。（吸氣）

4 同步驟二動作。（吐氣）

保持連貫動作做10次，換邊換腳做，配合呼吸，來回共做3次，可增強動脈血管彈性，還有準備換小一號牛仔褲吧！（男士們做可預防攝護腺炎，女士則會增強生殖器官彈性）

坐姿拉直腿

收起腿，坐著動，手抓腳來上抬高；一會彎，一會直，呈現效果就會瘦！

坐姿拉直腿

記得在五○年代，由於迷你裙的興起，人們開始注意女孩的腿是否長得修長，因此常聽到這種說詞：我的腿粗是因為跳舞的關係，而這種說法在當年頗為大家所接受，由此可確定人人喜愛長腿，事實上並不是跳舞使得腿粗，其問題出在訓練的方法採取何種方式，舉例說明：一個舉重選手經過每天固定的訓練，在一定的期限往上增加重量，長期鍛鍊後我們可以看見舉重選手的肌肉所呈現的是球狀，相對的，如果芭蕾舞者穿起硬鞋墊起腳尖為了培養腿部的耐力，他便會造成肌肉結塊，因為女主角是需要每天八個小時的排練（三個月），外加兩個小時使用機械來做肌力訓練（一個月）才能促成身輕如燕，全身的力度與彈性發揮到極限。但是只要脫掉硬鞋每天採取重點部分的伸展拉腿課程，不出一個月就可呈現勻稱的現象，假以時日腿部便會顯得修長，所以鍛鍊的方法最為重要。

這篇要介紹的便是可恢復疲勞又能使腿部修長的「坐姿拉直腿」動作，這組動作是利用坐姿將腿部高舉，使平日所承受的重力完全消失，重點是讓肌肉在一鬆一緊間充分的伸縮，並使纖維系統得以活動，且於無重力的設計下來鍛鍊，提高了效果的呈現，也加速使腿部線條修長，只要勤加練習必然擁有一雙修長的美腿。

坐姿拉直腿

1 坐於椅子上將右腳屈膝且雙手抓住腳踝。（同時吸氣）

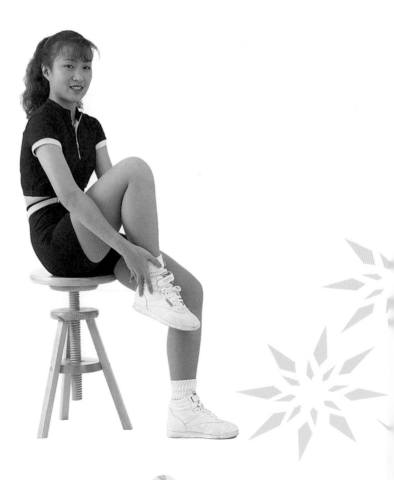

2 將右腳拉舉成直腿使肌肉緊繃，且收緊小腹。（同時吐氣）

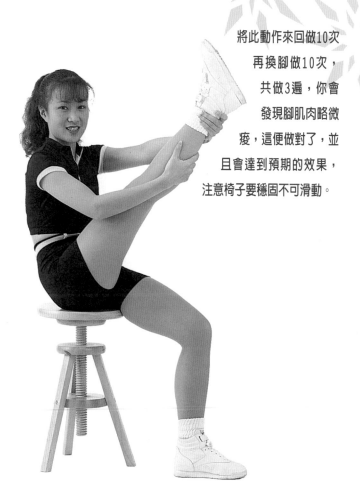

將此動作來回做10次
再換腳做10次，
共做3遍，你會
發現腳肌肉略微
痠，這便做對了，並
且會達到預期的效果，
注意椅子要穩固不可滑動。

收小腹，縮伸腿，肌肉微痠做得對；挺得住，耐力久，圓圓小腹不見了。

單腳前踩

人的身體有很大的發揮空間，它在一動一靜中做了很大的呈現，在動作外放上包含了工作的執行及意念的呈現，而內在部分則爲無與倫比的生理科學寶庫，無論是實際的肢體操作或隨性的示意，都有著人體藝術工程之創意，在動與靜的相互交錯下產生了強與弱、快與慢的速度變化，這便是形成了第一，肢體語言最重要的酵素——速度感的呈現。第二，人體生理學所謂血管縮張壓的表現。前者在視覺上給了明快的節奏，後者卻打開了免疫系統之鎖，同時推動了健康生理學之觀念，兩者之間都有獨特的表現：一爲舞蹈的呈現；一爲健身的手段。它都由人體動力創意而來，而如何將人體藝術做最大的創意工程，便要藉由不同的實驗與創作來發揚光大。

西方人體動力創意已由現代舞提升發展至舞蹈治療，並且於各大醫院設立門診，在幫助慢性病患以及精神病患改善病情上有了

顯著的效果，由此可見「動一動」與人體生
理學必然有直接的關係，而筆者一再設計簡
易有力的重點動作，加以實驗證明且突出運
動的功效，今日的「單腿前踩」便是採取強
力直接的肌肉收縮訓練，來完成收小腹的企
圖心，由槓桿原理確實精準的使得重點部位
得到最大的重力支撐，外加持續的操作完成
了代謝循環也改造了外在的形體，這是本篇
的主題及目的，試了便分曉。

單腳前踩

1 坐於椅子中段且上身後傾，雙手握緊椅側，雙腳懸空右腿直伸左腿屈膝收起。（吸氣）

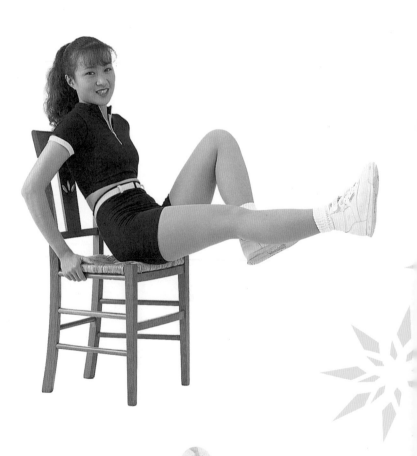

2 雙腳交替右腿屈膝左腿伸直。（呼氣）

做動作時須收緊小腹，共做20次，若腹部感覺痠痛可停止休息一下再做完，或增加次數多做一些，須視個人體能而定。

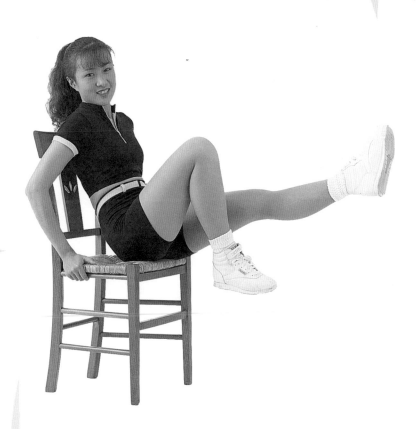

站開腳，準備好，反握雙手上拉高；弓起腰，側彎腰，反覆練習身體好！

伸展拉筋

人的身體有如一個宇宙，它有山川河流，我們想像是奔流血管，它有風和水，我們也想像為呼吸及血液、汗液或淚液，而它更有火紅的地心，就如同火熱的心臟，這個地心充滿了能量一旦累積到飽和的程度，為了要疏解及平衡地心壓力的承受，便要釋放出來，形成了地震的現象，這就如同人的心臟血管，經過不正常的脂肪堆積而使心管造成堵塞的現象，直到動脈血液無法順利通過，這時血流速度受到影響，在體內恆定系統的調整下自動加大了衝力，此時觸動了心肌急促不規則的運動，造成循環系統的混亂，如此的情況便是血管症狀的由來，當它發生在心部便是心臟病，發生在頭部即為腦中風，而此種病症是可以消除及避免的，除了科學家們研究發展了人工心管繞道手術外，就只有靠運動來改變症狀。

在心臟的部位我們可以做胸腔的壓擠運動，藉著骨骼與肌肉的結構來做伸展拉筋，

在肌肉橫向放鬆與直向拉緊的多次壓擠下，促成了心血管的按揉效果，這是利用運動來增加高密度脂肪蛋白球的濃度，可促進血管內脂肪的消除工作，且降低了血管硬化的機率，而運動是需要靠方法的，做對了就產生好效果，伸展拉筋──便是利用槓桿原理，在上半身的側彎與腿部膝蓋的彎曲，使形體呈現對稱的局面，使重點部位突出確實的動到，達成預期的效果。

伸展拉筋

1 雙腳站開一大步，雙手互握往上推直。（此時吸氣）

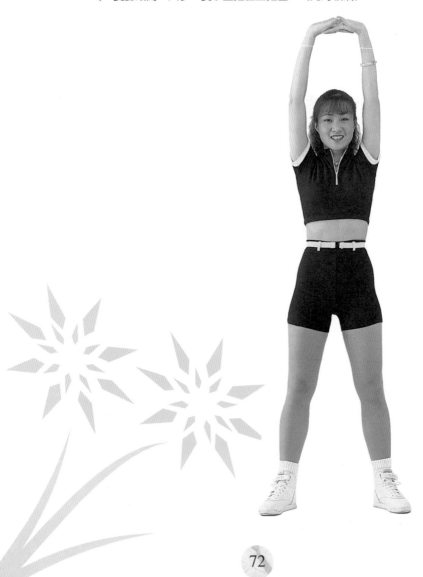

2 上身右側彎，同時左膝彎曲成適當角度。（此時吐氣）

3 回到步驟一再接步驟二動作。

如此一來一往，保持一定速度
做完10次，再換邊做10次，直
到身體發熱且有大吐氣換氣現
象產生即可，一天可做3次讓效
果看得見，確實做到就能體驗，
加油！

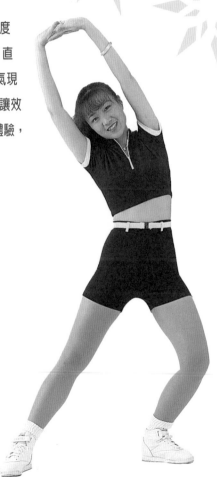

縮腹挺腰

手拉好，站穩腳，揮舞雙臂動動腰；不要慌，慢慢做，事半功倍樂逍遙！

縮腹挺腰

當人們談論到人體美學時，總以藝術眼光來談它，在中國古代唐朝對人體之美早已有著獨特的見解；老祖宗說到：漢人為「豐潤圓玉」，蠻夷乃「骨秀清麗」，這已為東西方的人種做了基本的註解，並且從這裡可看出兩種體態一為「圓體」一為「瘦體」，我們再一次來探討當時的環境，唐朝乃中國之盛世，生活環境富裕悠閒，因此人們體形福態且視為當然而美，在邊疆由於戰亂生活動盪不安，因此人們體格顯碩壯較少胖子，這些從雕刻或繪畫均可發現和比較即可驗證，其實從這兒我們看見不運動和有運動在形體上確實有了不同的呈現，當時漢人著重休閒娛樂，如宮庭宴樂、民間節慶，蠻夷則重飲酒比武或騎術，這些都稱為技術或體育，實與運動相去甚遠，直到十九世紀人們才開始重視個人運動，例如，游泳、打網球、高爾夫球或有氧運動、韻律操，此時人們對人體的審美觀念也隨之改變，從東方楊

貴妃到西方維娜斯的葫蘆身材，都成了較重視苗條健美的身材，因此我們開始了研究創新的工作。

　　健美也需要健身，在此我們追求外形出眾，也要注重五臟六腑的健康培養，這篇的主題「縮腹挺腰」便是利用小腹的收縮，來強健腸胃消化能力，同時展現雕塑小腹與臀圍線條的功力，由於這是高舉雙手將背筋拉直，並且搖動脊椎使腹部利於擠壓，因此產生預防與改善骨刺疼痛的有效方法，現在就將動作分解如下。

縮腹挺腰

1 雙腳站開與肩同寬，雙手互握反掌於胸前伸直推出，同時膝蓋微
彎曲且背腰脊椎往後拱起，小腹縮緊同時下臀
緊縮。（吐氣）

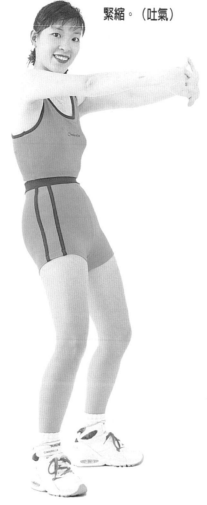

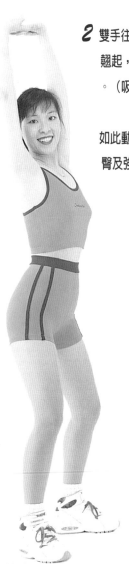

2 雙手往上拉高，同時挺背挺腰並將下臀
翹起，此時膝蓋保持彎曲要放鬆才正確
。（吸氣）

如此動作連貫來做，便達成去脂縮腹翹
臀及強健消化系統的雙向作用了。

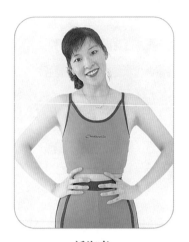

潘淑惠

舞蹈老師，自幼學習民族、芭蕾舞，
從未間斷，至今二十年，於易天華舞
蹈中心任職已七年

　　從三歲開始接觸舞蹈，
就愛上了舞蹈，一直到現
在已十二年，舞蹈令我現
在保有一個健康的身體，
快樂的人生觀，更重要的
是我擁有一個令人稱羨的
身材，希望你能加入我們
的行列！

　　想擁有健康的身體、優
美的身材以及愉快的心
情，只要每天放著輕快的
音樂，配合著運動，必定
能讓您的身體健康、身材
健美，以及有顆年輕快樂
的好心情，別忘了！一定
要每天每次好好的督促運
動！才能讓您擁有美麗的
一生！

潘淑惠

弓起身，前彎腰，狀如雪豹來挑戰；右也閃，左也躲，虎虎生風又好玩！

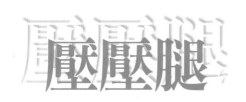

壓壓腿

記得小時候經常隨著家父到台中公園練習少林拳，順便玩耍，當時只覺得有趣和好玩，並不知道這對日後教學有了很大的幫助，那時在晨間運動的人並不多，多數人聚集在一起坐在老榕樹下，聽著公園善意提供的廣播節目，喝著茶，天南地北的聊著，一些人拉著胡琴唱著平劇，少部分人練練國術、打打太極拳、耍耍劍，均為個人練習，那時還沒有太多的女性參加晨間活動，偶見一些婦人跳著民俗舞便認為那是國小老師在練習舞蹈，另外還有一些運動選手或是體育老師在公園一隅，拉拉腿筋、踢踢腿、展開雙手做深呼吸，直覺他們為要鍛鍊賽跑而做許多腿部動作來培養耐力，直到自己接觸「有氧運動」之後，才瞭解持續的單一運動對於培養體能有很大的助力，但是也發現它的缺點，因為過多的重力訓練反而容易造成運動傷害，例如，肌肉僵硬纖維化，血管壓力加大，發生管壁摩擦，血液流量受阻造

成身體不適（心臟病患避免此運動），且由於其運動量大且不一般化，外加有技術程度要求，所以傷筋挫骨情況屢見，基於此一情形，於是，個人研究出大眾化，並且與人體伸展柔度及節奏速度結合的「韻律操」來改善前者之不足，且行之多年深得學術界人士認同，而一九九五年美國醫學界也提出探討說明：適度的柔軟伸展操，對人體骨骼與肌肉較重力訓練更有益處。

「壓壓腿」便是藉助簡單的動作，來使平日不易使力的部位（大腿內側）充分的活動起來，達到整體性的連結運動，促使腿部有勁及外型勻稱之外，也可增強血管彈性預防靜脈曲張，真是一舉兩得，就讓我們一起來做「壓壓腿」，看是否有不同的成績呈現。

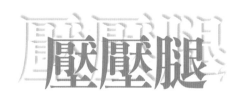

壓壓腿

1 雙腿分開站成肩膀的兩倍寬，上身前彎弓身，雙手分別握膝，將
重心向右移，腳成右弓箭步，並將左肩下壓。（同時吸氣）

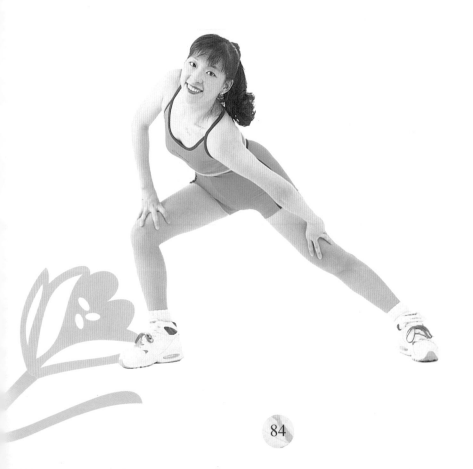

2 如前述之方法，向左邊移動並完成。（同時吐氣）

將右左連貫起來，做1分鐘後休息30秒再做，共做3次，每天做3
次（早、午、晚），一週後必然呈現佳績。

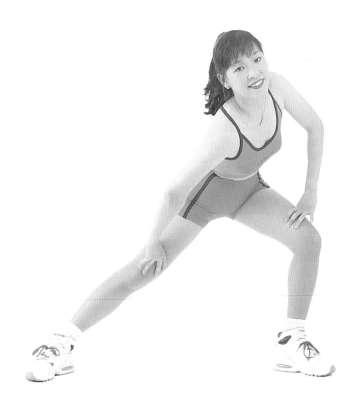

身拉長，腳打直，前後搖晃自己練；要美麗，有健康，身體說話聽得見！

搖擺操

許多人對舞蹈並不陌生，因為藉由舞台表演或報章雜誌報導，多半都能吸收一些基本觀念，並且很明白的說出那是「肢體語言」，然而當倒轉回來看自己的身體時，卻是一點也說不出個所以然，因此今天我們從最基本「說話的身體」來探討。

除去五官所呈現的自然氣質之外，在身體的外形也可感覺到特別的韻律美感，那是來自於身體的節奏，而這節奏從速度及自體空間的角度產生，如果速度慢且身體擺動角度大時，我們會覺得這個人拖著疲憊的步伐，有很沈重及憂鬱之感，反之速度快而身體搖擺角度小，給人的感覺較為輕快且有精神，在這兩種情形對照下，就瞭解到自己的身體可隨著情緒及生理作息，做不同的呈現，而這是可以訓練的且兩者兼顧的。第一，從肢體節奏訓練後可看到身體韻味的改變，有沈著與輕盈的表象，一個受過舞蹈訓練的舞者，很容易自然流露出「動如狡兔，

靜如處子」的肢體語言。第二，從生理學來看，經過肢體速度節奏訓練後，可促進消化系統的新陳代謝，神經系統的敏銳反應及身體肌肉血管的彈性，綜合這些好處可發現，它已完成預防老化的速度，因此將身體有規律及有節奏的訓練，是可以培養出年輕的外貌和健美的身段。

　　這篇我們就用最簡單的動作「搖擺操」來體驗及感受一下，雖然是小動作但是學問大，由於是臀圍重點動作，因此除了有舞蹈搖擺樂趣外，還能瘦臀及強化生殖系統，強健胃腸器官之妙用，動作分解如下。

搖擺操

搖擺操

1 雙手叉腰手肘後夾，右腳正前踏一小步，雙腿打直將臀部往前推出，肌肉夾
緊。（吸氣，注意後腳跟不可離地）

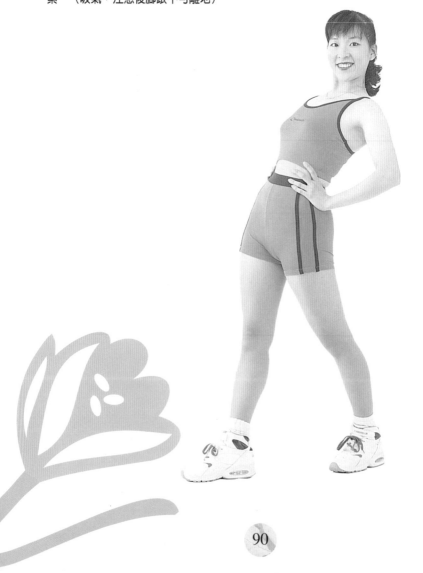

2 雙腿保持直立，臀部往後推須翹起，肌肉放鬆。（吐氣）

如此前後來回搖擺1分鐘，再換邊換腳做，共重複
3次，每天早、午、晚做，一週見效。

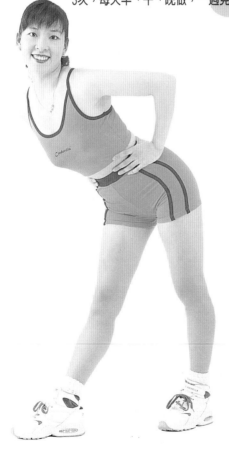

拉長骨，鎖住筋，一鬆一緊慢慢做；邊呼吸，邊吐氣，氣血循環有朝氣！

側彎拉背

長久以來人們不斷地追求美好的事物，從食衣住行到教育、娛樂、政治、醫學、科學等無不盡求完美無缺，其中與自身最為關切之事除了美食之外，要屬醫學最為熱門，因為大家都要健康，目的是希望能夠長壽，這就如同中國皇帝——秦始皇，榮華富貴權霸四方，迫切追求長生不老藥，動員所有良醫儘可能的尋找仙丹，而產生了五百童男童女移居扶桑（日本）的故事，從現代人的思考方式來探討其事；一個人生活環境好之後，無憂無慮下可追求的不外乎：心靈昇華（精神超俗）與長命百歲（身體健康）。從前科技不發達比較不易辦到，而現代平均壽命將近八十，如果每個人稍微注意營養均衡，再追求科技應用與確實有效的運動方法，相信於兩千年時百歲人瑞比比皆是。

記得早期從事「韻律操」教學研究時，家父送了我一句話「身內自有長生果，何須身外求靈丹」至今受用良多，也由於自幼追

隨家父習武功，練太極與氣功至今，因此將老祖宗講究之血氣注入教案中，經過十五年的實驗教學發現，如果推動血氣循環的方法，對於調節生理疾病非常有用，似乎靠運動來打開長生之門，在未來應是可行。

這篇所示範的「側彎拉背」便是針對平日作息不常用到的姿態，特別加強鍛鍊以達生理均衡的要求，尤其在運動中要求左右對稱。

側彎拉背

1 雙腳打直站開，雙手身後曲肘互握，上身往右側彎時左手肘上提
高。（吸氣）

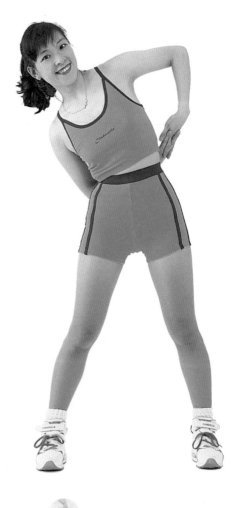

2 上身往左側彎，同時右手肘往上提高。（吸氣）

右左連貫起來做，上身要直立且用舒適的速度持續動1分鐘後休息一
下再做。

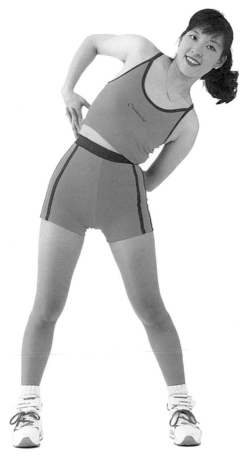

前彎身，再後仰，一鬆一緊為伸展；你來做，他也做，大家一起來運動！

前後軟身

現代人無論男或女都著重身體的線條，從外觀來讚美女性的婀娜多姿，和男性的挺拔俊秀已成為一種時尚，人人都不忘相互提醒一句：「不要彎腰駝背！挺起胸膛。」因為彎腰駝背給人無精打采和未老先衰的感覺，從生理學來談，所以形成不良外觀的原因不外乎：一為姿勢不良所造成；一為骨質疏鬆的現象，綜合這些現象所呈現的應為：精神與身體不適之預警作用，然而多數人都忽略了立即去做自我調理的工作，尤其中老年人更是有「隨它去」的個性使然，而成為慢性病的主因，事實上立刻採取有效的預防措施是極為有用的，個人認為：在精神方面可尋求心理醫師來幫助解決情緒鬱悶的方法；在生理方面則可尋求恰當的健身方法來改善身體的不適，或者利用休閒娛樂來達到宣洩情緒及舒鬆筋骨的目的，這些都是可以做到和找到的，只要有心和有概念便可輕而易舉的完成健康計畫。

這篇要為大家介紹柔軟脊椎「前後軟身」的方法，目的是預防椎間疼痛及調整駝背的好辦法，藉由前彎後仰的曲體動作，來幫助人體忽略了且不常動到的角度，以增加脊椎骨的柔軟度，使身體舒暢且有消除骨刺的功效。

前後軟身

1 雙腳打開站直，雙手放置身後手掌互握，上身往前彎時雙手臂後
上抬直。（做時要吐氣）

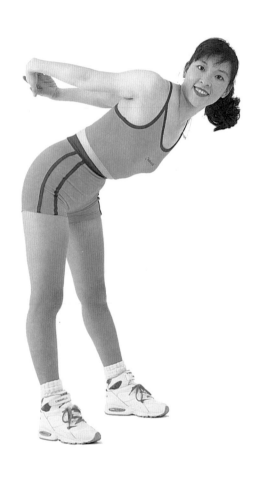

2 上身漸起並往後軟腰，同時頭部上抬，雙手臂曲肘按於腰後。
（同時吸氣）

如此連貫起來，並採取緩慢舒適速度來
做，共做10次後，休息一下再做。

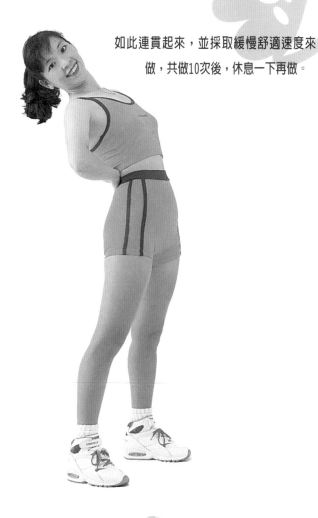

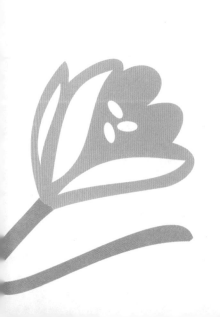

甩起手，提起腳，扭轉身體有一套；側著身，轉著腰，體態優美有得瞧！

提膝轉體操

早在五〇年代的台灣，許多肥胖婦女被戲稱為航空母艦，當時她們拿不出應對的辦法，只有忍受及自我解嘲——心寬體胖也。而在今日人們也知道採取一些有效的辦法來鍛鍊身體，無論是韻律操、土風舞、瑜珈、太極或是氣功，在台灣如火如荼的展開來，並且配合了許多輔助器材來完成健身的目的，其中首推韻律操最有直接的效果，因為在有速度、有規律及左右對稱均衡的設計下，針對肌肉做伸展性的活動，從生理學來探討：第一，人體產生的動力是要靠能量促使肌肉來收縮，而發生張力變化。第二，由於肌肉收縮的強力愈大，在單位時間內所消耗的能量就愈大，且運動時間愈長，總能量消耗也愈多，從這兩點的表現就可以確知，適當的運動是可以燃燒細胞內的脂肪並且達到減重的情況。

另外在科技的驗證下，現代醫學也接受運動為另類治療的可行辦法，相信許多人在

就診時已被告知，要配合運動方能加速達到康復的佳境，了解運動所呈現的基本現象後，再針對體型來設計大運動量的動作，便可以完成清除體內多脂的任務，另外在不同於日常生活習性的動力運動下，由於肌肉所給的收縮對血管形成了壓縮作用，促使血液循環加速，而啓動了新陳代謝的工作，也針對免疫系統做了一次維修的工作，可見「動一動」對身體的貢獻有不可忽視的價值。

提膝轉體操

1 將右手由身側直線上抬，同時左膝上提至腹前，左手自然垂下，右腳站穩雙手握拳。（此時吸氣）

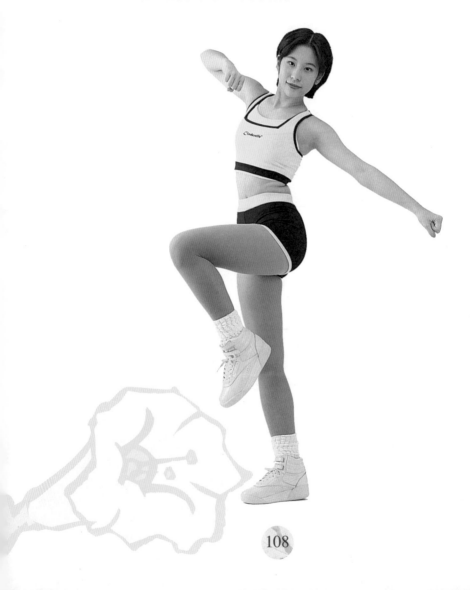

2 如前述動作做，反向操作。（此時吐氣）

將兩個動作串連時，須
採取小跳方式進行，用腳
尖落地踩，要站穩，直覺疲
倦就停下來休息一下再做，
每天分3段在有精神的時候
來做，即呈現事半功倍的
效果。

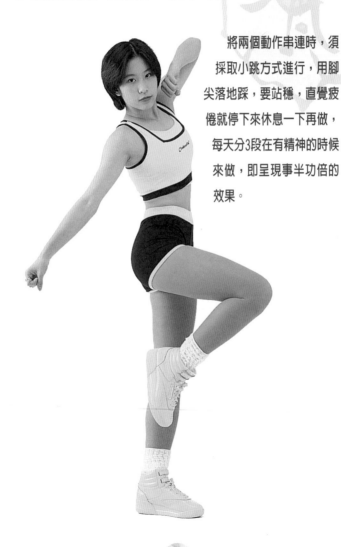

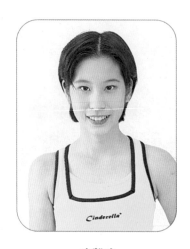

李凱凌

舞齡：12年

現就讀於台北市天母國中

從三歲開始接觸舞蹈，就愛上了舞蹈，一直到現在已十二年，舞蹈令我保有一個健康的身體，快樂的人生觀，更重要的是我擁有一副令人稱羨的身材，希望你能加入我們的行列！

李凱凌

併起腳，往上跳，一蹲一跳不得了；打好氣，練好功，努力不懈身體好！

彈跳操

在台灣由於國民教育與考試制度交錯進行，因而造就出驕傲的就學率和出色的成績，但是卻忽略了學生體能活動，一直無法有效的創造出較好的體育課程，在民國之前，中國一直以文、武雙向教學為主，除了四書五經及算盤之外，便以中國武術作為體育課，在當時人人都能來段拳腳功夫，且由於動作多樣化，因此為大家所喜愛，事實上中國武術是完全符合人體結構及動力學的，因我自幼隨父親習少林拳、十八般兵器、太極拳、氣功及民族舞蹈等武術，且畢業於文化大學舞蹈系，直到前往紐約大學研究所舞蹈教育系專研人體相關的呈現後，發現中國老祖宗所留下的體能創作，真算得上精彩絕倫、無可比擬，因為除了三度空間的動線外，還具備了可能性擰轉的角度，並且在動力上的呈現是根據速度及槓桿原理，來完成蹦、翻、彈跳的任務。尤其從生理學來看，他使中樞神經瞬間產生不同的指令發動

運動電位，來刺激運動神經元完成肌肉收縮模式而形成動作，此種貢獻非一般體育科目可比，更有在人體藝術的表現上也具備了勁、力、美的要求。無怪乎老美熱愛中國功夫。

　　而我所創的韻律操，便是合乎人體結構在直線、平面以及斜角做完全的肢體鍛鍊，另外配合有速度及規律的節奏，來完成肌肉的伸展且不加重力訓練，而呈現出自然勻稱的體態，與美式的有氧舞蹈為培養肌力和肌肉大為不同，此乃運用及教授方法不同而有所不同的呈現，本篇主題「彈跳操」便是以間歇性訓練法，來採取漸進體能訓練並提高心血管機能，加大心血管耐力提高最大攝氧量。讓身體做一次大掃除，真是好處多多！為何不大家一起來「動一動」？

彈跳操

1 屈膝併腳雙手握拳，屈肘平收於胸前。（此時吐氣）

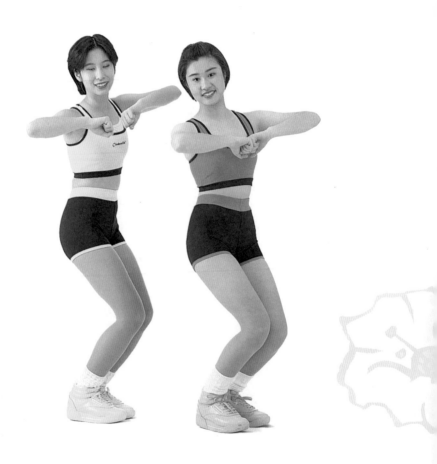

2 跳開腳，同時雙手斜上伸直。（此時吸氣）

連貫起來做並
用腳尖落地彈
跳，先做6次後
休息15秒，再做8次
休息15秒，再做10次休
息15秒，如此6次、8次、10
次重複做，共做3趟即可。

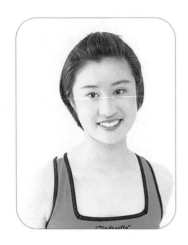

何路得
舞齡：8年
現就讀於台北縣醒吾高中

運動使我青春美麗，充滿活力，做個新新人類的妳們，希望妳們和我一樣，一起來運動，動出魔鬼的身材與自信。

何路得

挺起腰，伸直腿，雙手抱頭準備好：抬抬腿，碰碰膝，壓縮腹部有法寶！

站姿撐腰

人需要運動來預防疾病或解除病痛，已是不爭的事實，然而人們在執行上卻遇見許多困難：一、懶惰為首。二、無法獲得資訊。三、到底何種為有效之運動法？基於這三種理由，大家忽略甚至放棄了運動，這是非常可惜的。現在就針對此種現象來解析：第一，懶惰是可以克服的或確實有需要去動。第二，須靠健保局來蒐集或建立資料庫提供諮詢給大眾查詢。第三，須由國科會委託研究員進行研究及蒐集報告，加以驗證並藉由傳播媒體告知大眾，並鼓勵大家參與運動，如此便可以完成人民健康保險的實際效益，因為身體好了看病的次數少了，無形中便可替國家節約一大筆醫療費用。

事實上在美國已有許多醫學研究機構針對人體的運動方法，做了很多的實驗報告，早期多半朝球類、慢跑、游泳及有氧運動和機械操作來研究，相對的也產生了運動傷害的研究科目，而在最近公布的一篇醫學報告

標題為——骨盤運動對抗外科手術是很重要的治療。這篇報告指出：針對150個泌尿科的男病人經過一星期五次的骨盤動作之後，其中42%的病人無須開刀，這在生理上出現令人鼓舞的現象。如此的成績反應出先進國家研究發展的空間是無遠弗屆的，其毅力是超前和令人佩服的。身為人體運動藝術工作者，除了欽羨老美的觀念（Just Do It！）只要可行就去做的研究態度之外，也期許在自己的研究工作上發揚光大，且大聲疾呼每個人不可不做運動！同時呼籲相關單位必須重視及研究可行之辦法。

本篇介紹的「站姿撐腰」便是很好的整體運動，除了調理腹、腰、心肺等內分泌系統之外，還有塑身的功效，真是好處多多！試一試便知道。

站姿撐腰

1 雙手抱頭，左腳站直，右腳旁點。（此時吸氣）

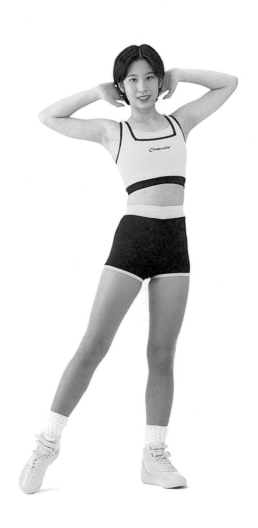

2 右膝上提碰觸左手肘，此時上身須下傾，左膝可放鬆微彎曲。
　　（此時吐氣）

右邊做10次之後再換左邊做，做時要小心，須站穩，共做3趟，早、
　　　　　　　　　　　　　　　　晚做即可。

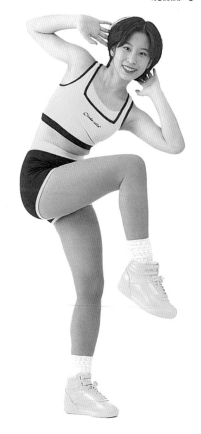

鎖著骨，拉起筋，準備牽引為運動；骨動了，髓也動，乾坤運轉不得了！

擴胸後勾腿

運動是不假他人之手的，因為自己動才是可靠的，是不說謊的，也是真正提供身體一個最有建設性的生長活動，我們都知道身體新陳代謝的道理，但是卻少有人去提倡「身的環保」。試想如果每天以健身操來活化筋骨，是不是如同清潔工作一樣，會使得身體呈現出乾淨、新鮮、健康、不生病的情況。而且生理上的所有系統，含消化、排泄、呼吸、循環、神經及內分泌等項目，都得以同時做了一次保養工作，所以要想健康不生病，就要自己來運動。

曾經有個祖母輩的婦人家住花蓮，由於先生喜好爬山，每個週末跟著上山總是遙遙落後，而身為醫生的他，屢次嘲笑老婆比他年輕，卻不如他來得行。有一天老婆終於採取行動，發誓決定要洗雪前恥，想了想何種運動比較適合，又要不晒太陽，又不想出門，又須培養體能。終於發現「三分鐘運動」錄影帶是個很好又方便的老師，因此成為我

的影帶學員，有天這位女士來電，興高采烈的告知：在天天跟著做之後，體力好，身段好，半年後月經恢復來潮沒斷，並且白頭髮從根部逐漸變黑，更有到榮總體檢，報告上顯示生理狀況比實際年齡小二十歲。於是我搭上飛機前往花蓮探視夫婦二人，那天我看到的是一對歡喜人家，言談中除了太太爬山超前之外，先生每天一起跟著跳韻律操，這個呈現使我更堅定研究並推廣「運動醫學」的信心。

天天運動有如此好的表現，你是否心動？本書各篇均是我經過多年的教學經驗及獲得整理設計而成的重點動作，邀請你立刻行動，只有持之以恆才有最好的收穫。本篇所介紹的擴胸後勾腿，是加強心肺功能且預防心血管病變，並牽引後半身肌肉（日常慣性動作裡不具備的）使其互動產生協調性，促成美背翹臀的身影，好處多多不可不做！

擴胸後勾腿

1 併起雙腳膝蓋微屈，雙手胸前屈肘交叉。（此時吐氣）

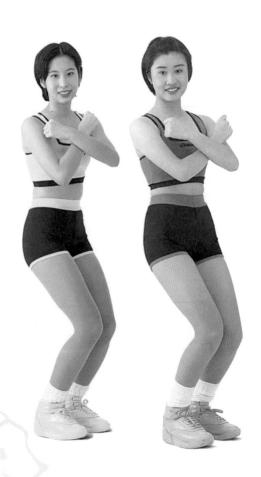

2 右腳後上勾起，左腳站起打直，同時雙手屈肘平面後拉開。（此時吸氣）

右邊做完，換左邊左腳做，連貫持續做1分鐘，若覺疲倦，休息一下再做。共做3趟，早、午、晚各1遍。

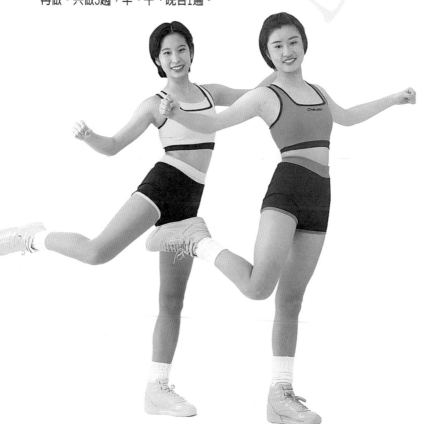

併起腳，打直膝，上身下彎來壓腿；展開手，挺起腰，一彎一直有技巧！

挺背壓腿

好多次進出長庚或榮總醫院，總是看到一大群排隊等候拿藥及就診的病患。心想這些人是否懂得用運動來加強復原？趨前一問，總是得到相同的回答：不知道如何做運動、因為生病而無法做運動。這種情況是普遍存在的問題。事實上這都是可以解決的，因為運動也如同任何課程一般由淺而深，分齡分級來做，更何況病人體能的不足及機能的缺陷，使運動方法也大不同。其運動法採取被動及主動兩種方式來進行，一般被動法都針對不良於行的病人，而主動法則提供慢性病患自己來動，其目的為要重建身體機能，使病情減輕而得以康復。這是可行的，除了要充分掌握病情，還得了解病理，再配合重點運動，相信如此多方的調養，必能創造最大的轉機。

事在人為不做不知道，世界在進步，人人追求更上乘的醫療法，無論是器官轉換或基因治療，都屬進入性療法，唯有運動是自

然不傷身的辦法，在下世紀傳統醫學將會結合另類療法，例如，舞蹈治療、音樂治療，甚至宗教治療，這些在美國已進入醫療總體相互運用。更有在紐約哈遜河邊成立了「運動醫學中心」且由康乃爾大學支持做學術研究，這又顯示運動健身對人的生理有肯定的貢獻。因此追求有效的運動法，是實際又有益之事。

「挺背壓腿」是針對腰部酸痛及雙腿無力的人來設計的動作，在身體成90度直角的前彎下，使得腿筋與上背肌充分的伸展。經過多次的操作，即可消除疼痛並使腰背柔軟舒適，還可培養腿力，由於每個人的體能都不同，因此在做的速度上可自由調整。

挺背壓腿

1 雙腳併攏，雙手平展，上身前傾並挺背與腳成90度，頭抬起朝前看。（此時吸氣）

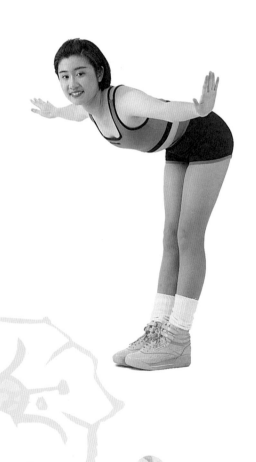

2 上身下壓放鬆，雙手觸腳尖。（此時吐氣）

動作連貫起來做10次，休息一下再做，會覺得痠時須放慢速度，共做3次，早、晚做即可。

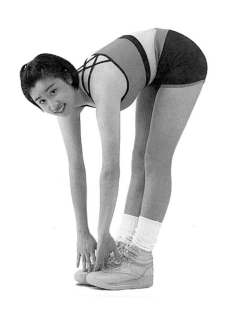

敲打手，剪腳跳，加速循環來彈跳；加把勁，好跳高，喜見流汗身體好！

剪腳彈跳操

人體的運動是受腦部中樞神經的支配，由運動神經系統控制使肌肉收縮，而產生局部或全身動作。由此可看出，動作的形成是來自人的意識支配，而且是各式各樣隨著意念來表現。所以神經系統在人體上有著特殊的地位，它可以觸動身體各部的機能。從這兒可以得知，若是身體機能有病變，神經系統會反應給中樞神經，而讓我們產生思考並感覺得到。但是我們往往忽略了身體的不適，直到病情加重才前往就診。此時已失去最易復原的治療先機，令人扼腕。現在一個正確的病理觀念，在許多專家呼籲下，人們已展開知的權力，並重新有了認識。

事實上身體的小毛病是可以靠運動來消除的。許多韻律操學員告訴我：例如，鼻子敏感、易感冒、全身僵硬痠痛、容易疲倦、月事疼痛，在經過一週兩次上了一個月的課程後，不舒服便通通一掃而空，尤其在台灣

有一群「晨操族」已爲運動做了最好的見證人。因爲如此定時有規律運動習慣的人，從他們的身上可以得到許多資訊和驗證。相信大家還記得在國父紀念館落成後，終於讓台北市民有個散步和運動的好地方。在當時電視台還特別製作了節目訪問晨間運動的人，也因此帶動了運動風潮。直到現在，無論老、中、青或小孩，都有了健康的觀念。但是運動項目何其多，如何選擇適合個人方便、易學又有效的運動法，就須親身體驗了。

現在介紹的動作「剪腳彈跳操」，便是以骨骼做槓桿原理操作，將血流速度打快促進循環系統的調理作用，使血液帶氧充分進入身體，完成一次大清掃工作。而身體所呈現的是新鮮、乾淨及年輕的狀況。切記須持之以恆，才能如己所願。

剪腳彈跳操

剪腳彈跳操

1 左腳前右腳後成弓箭步，雙手握拳往下敲。（此時吐氣）

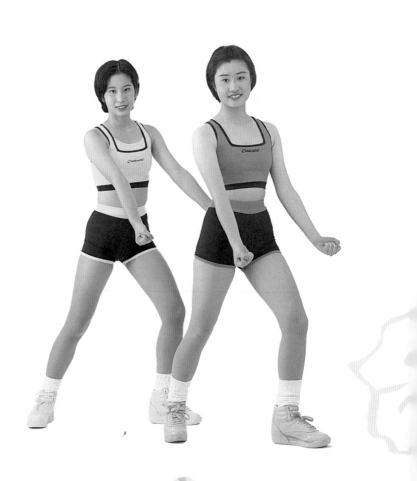

138

2 往空中跳起，交換腳跳，同時雙手屈肘上提。（此時吸氣）

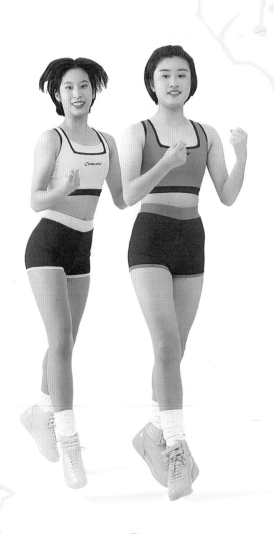

剪腳彈跳操

剪腳彈跳操

3 於落地時，成右腳前左腳後弓箭步，雙手再往下敲。（此時吐氣）

由於是彈跳操，因此須保持連續交換腳跳躍。可視體力或年齡來放慢速度，做30秒或40秒均可。停下來休息一下再做，共跳躍3次。早、晚做即可。

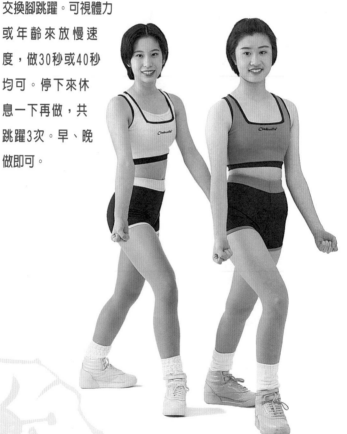

增加手力 修長手臂

中 年 人 簡 易 健 身 操 1

增加手力

人一過中年，就覺得力不從心，做許多事都不帶勁，追蹤原因從生活中其實可發現蛛絲馬跡，但是一般人都不注意，譬如，第一，內在的因素：飲食——攝取食物過度油膩，使得血管壁肥厚血流不順，造成行動遲緩。精神——由於眾多經歷凡事不再新鮮，思想守成接受度較差，導致行動不夠靈活。第二，外在的因素：例如，鍛鍊體能上更是礙於不方便和不懂，少數有心人利用閒暇時打高爾夫球或爬山，但是這些都是不夠的。

綜合以上幾點來看，我們經常會感到身體疲倦不適，真是其來有自，而任其老化的年代已成過去，因為在現代已有辦法來針對此一現象調適且做應對。而一個簡單不麻煩又有用的方法是大家所期待的。現在就針對中老年人的外型及耐力來設計一系列的簡易運動法。

這篇所做的重點放在培養手臂的力量及緊縮鬆弛的肌肉，如要效果彰顯就須按部就班來做。

1 利用牆壁將雙手推牆，與肩同寬直線支撐上身，且雙腳平行站，
並退後半步到適當的距離。（此時吐氣）

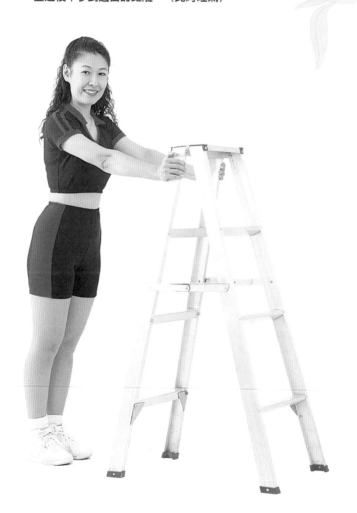

增加手力

2 將手肘慢速彎曲,使身體重量加在雙臂上,(此時吸氣)之後再
慢慢推直手臂,回到步驟一。

將步驟一與步驟二合起來做,
並視個人耐力來調整次
數,直到感覺微痠即可
停住,注意配合呼吸
為要增加效果。這一
篇就針對此一動作,
不急不貪給自己時
間,做正確了可
看到效果!

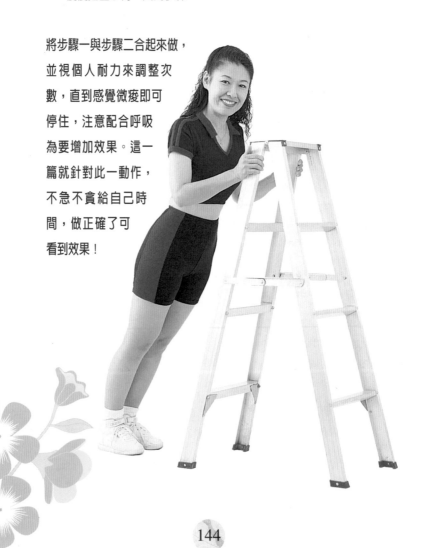

對抗虎背熊腰（畫大圈圈）

中 年 人 簡 易 健 身 操 2

對抗虎背熊腰

相信大家都有一種印象，每當我們看中年人時，自然而然會從外型給他們一個固定的型態—矮、鬆、垮、肥、胖、圓身，此種情形在八○年代之前讓人有一種穩定及福態之感。但是從九○年代現代人對健康觀念的要求，這是不及格的，因為不僅外型難看而且健康會出問題，事實上從坊間許許多多的刊物談健康之道以及健康食品當道就可證明，大家關心且熱衷切身問題，如果要想以身力行就必須按部就班來運動，並採取精雕細琢方式，便可完成健康與塑身的目的。按部就班是指有條理不雜亂的針對自己身體的需要，來逐步完成特定的動作，如本文所強調的：單一部位採用一種「直接運動法」，再配合日積月累定時且定次數的簡易鍛鍊法，綜合此方法相互運用使得生理上及外觀產生了改變，如此便能完成改善體內病痛及促使外型俊秀的工作。

本篇主題是幫助中年人消除肥厚的膀

臂，同時解除了五十肩的疼痛。因為大部分人均有這種現象，而要想改變就靠「肩背動作」來調整了，在做雙手畫圈動作時，必須保持收腹挺背，同時雙腿站直，將身體拉長以求絕佳效果。試一下就知道！

對抗虎背熊腰

1 雙腳站開與肩同寬，雙手在腹前伸直。（此時吸氣）

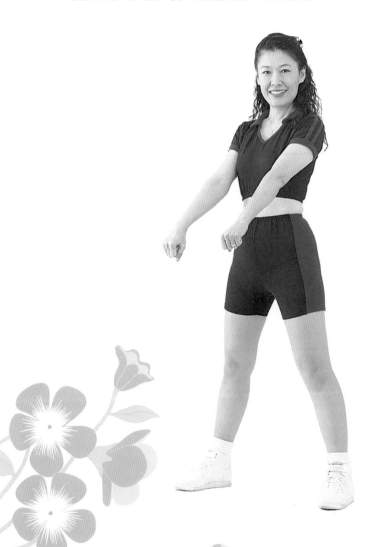

2 雙手向齊上拉起。

（此時繼續吸氣）

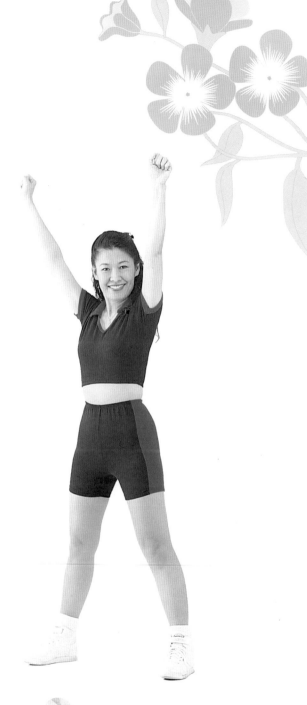

對抗虎背熊腰

3 雙手過頭往後畫圈。（此時吐氣）

由三個步驟連貫起來往後畫圓
10次，再相反往前作10次。
切記！要拉直身體配合呼
吸，才會事半功倍，彰顯效
果，加油了！

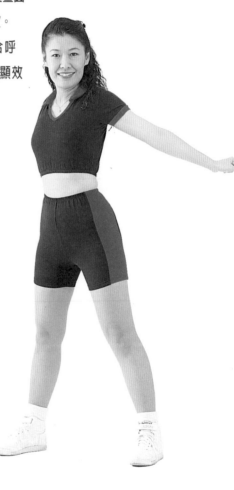

扭扭樂（啤酒肚不見了）

中 年 人 簡 易 健 身 操 3

扭扭樂

台灣酒國文化造就了千萬個啤酒肚，台灣美食文化也造就了無數大胃王。說台灣人懂得吃一點都不為過，若美食當前可大快朵頤，實為人生一大享受，然而要想保有雙贏的生活品質，就需研究發展。而如何將體內的油脂有效的排出，這一直是大家渴望知道的，坊間流行各種去脂方法，包括：手術抽脂、油壓推拿、瘦身茶、燃脂巧克力，相信大家都不陌生。然而這些都無法確實的幫助身體獲得持久的功效，在短暫又被動的處置下一次又一次付出許多金錢，然而外型的改變，最重要是確實看得見肌膚的勁力與彈性的增加，並且內在的生理系統是相對的獲得護理及調整的。

最好的辦法是讓自己的身體動一動，在主動直接又符合身體結構的規律動向下，發揮最大及最好的「精神與身體」的大改變，如果保持一天早、晚兩次的定時定量運動，必定完成大掃除的體內清潔工作，這樣才是

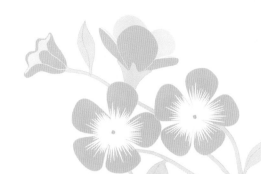

完全的健身法。

　　健身減肥！何須假他人之手，唯一需要克服的是「懶惰」！臃腫肥胖不是沒有原因的，想想看如果美食與運動相互運用，身體將會是均勻健康年輕的局面。真是何樂而不為呢？

　　現在就介紹一個強力消除啤酒肚的簡易運動法：扭扭樂！

扭扭樂

1 雙腳併攏腳尖踮起，身體拉直雙手肘微彎，雙手齊往右平甩同時
雙腳根齊向右甩，使身體反向左轉。（此時吸氣）

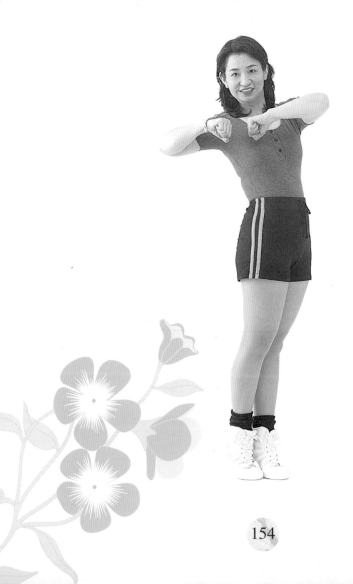

2 雙手再齊往左平甩時，雙腳跟齊向左甩，使身體向右轉，同時彎
雙膝使重心往下沈。（此時吐氣）

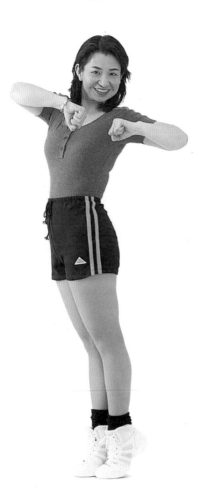

扭扭樂

3 再雙手齊右平甩，腳跟右甩身體轉向左，雙膝彎至全蹲，重心下
沈至底。（此時吸氣）

將三個步驟連起來做，再往回做逐漸往上起身，於一蹲一站之中來
回5趟。使腹腰如擰扭毛巾狀。注意做時須保持平衡，速度可適中，
若怕跌跤，也可雙手扶於書桌上來扭轉身體。一個原則：要想瘦得
快！一天多做幾次。

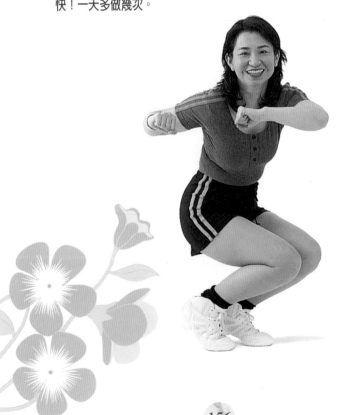

提膝壓肚（肚子不見了）

中 年 人 簡 易 健 身 操 4

提膝壓肚

腹部是一個儲存脂肪的基地，當外在環境（天寒地凍）與內在系統（病變）使人體無法正常供應能量時，自然會由體內脂肪釋出以維持系統功能運作。特別是亞熱帶的中年老人，在富裕的環境下經過幾十年的歲月累積，自然囤積了許多脂肪在身上。而小腹凸出一直是許多人的困擾，經過兒童、少年直到中老年的生長階段裡，在記憶中小腹凸出在外已不是新鮮的事，相信許多人曾攬鏡自照，從後面看腰部尚有曲線，但是從側面看，小肚子就是一馬當先遠遠領先超前，此種現象真有如「懷擁皮球跳探戈」之感。有人想盡了辦法卻「風采依舊」，而這種現象顯現出兩種情況：一為飲食與運動都執行了但不徹底（比例不對）。二為方向錯誤。

從這兩項來探討發現：第一類為主動方式，第二類為被動方式。在主動的運動法中，由於比例不對而無法產生「強而有效的

運動量」來削減儲存過多的脂肪；或者飲食的攝取分量已經減少，但是種類不對。如糖類與油量依然過多（油質＋糖＝脂肪）而無法完成去脂的目的。另外選擇被動的方法例如，針灸、推脂、吃減肥藥，更是費時費錢且效果不彰，有時還產生副作用須就醫求救。由此看來：一個自主性使身體筋骨確實的操作，而達到伸展與收縮的運動法是值得推廣的。

事實上在過與不及之情況下，最好的辦法就是靠運動來調整，無論在飲食或運動上採取三比一的比例，較易發揮事半功倍的效果。運動則由一天一次追加成一天三次，且動作單一重點化。吃的攝取則變成三份蔬菜一份肉類的比例。如此使生活保持規律性，必然創造出身體內在與外形均健康之景觀。現在就介紹這組「提膝壓肚」運動法：

提膝壓肚

1 雙腳併攏，雙手曲肘平放胸前。（此時吸氣）

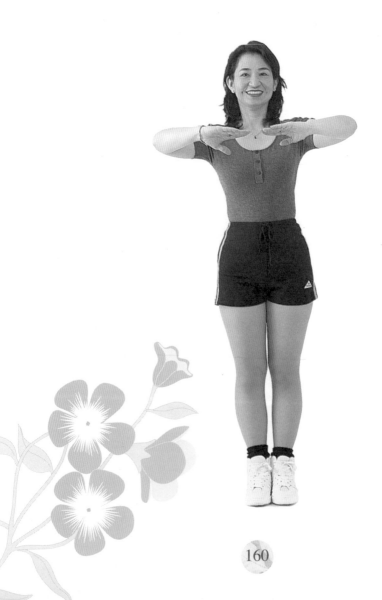

2 右腳屈膝上抬觸膝。（小腹收緊，此時吐氣）

3 回到步驟一。

換邊換腳持續做，配合呼吸
較舒適，保持做1分鐘後，休
息一下再做，共3次。

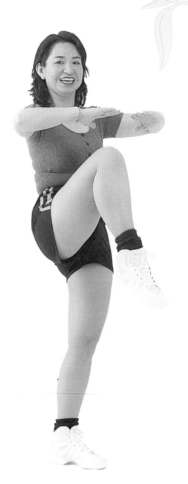

腹背伸展（強力雕刻身材）

中 年 人 簡 易 健 身 操 5

腹背伸展

人一過中年，體型就向圓柱形發展，似乎大多數人的後半輩子由於機能性退化，無法發揮牽制及穩定細胞作用，在放縱生長的情況之下，形成細胞體變胖（hypertrophy）的倍數成長，且營養過剩而使體細胞變大，因此產生身材膨漲如吹氣球的現象，即便是男性也難逃「臃腫環肥」的身影。然而對抗肥胖的辦法唯有搖動自己的身體，才能發揮內分泌系統的作用，將體內儲存過多的能量給釋放出來，並促進機能性工作使主要系統得到活化。如此便能改變體型，消除臃腫。

早期「運動」給一般人的印象是很籠統的，因為給了太多操場性及比賽性的活動意念（例如，賽跑、舉重、羽球、網球、游泳等），而產生不方便及困難度須克服的諸多問題，因此不易推廣成全民運動，由於西方運動風氣東傳，逐漸的我們看到也學習到方便個體和有特色的運動方法，例如，有氧運動

及變化多端的機械使用。而兩者之間主要是訓練肌塊且加大心肺功能，較不適合婦女和老年人操作，因此我以人體生理學和正常的體格發展為前導，創造了適合國人練習的「韻律操」。

由於追求更高技術，在紐約大學修碩士期間有感於「舞蹈治療」以肢體為工具來宣洩及調整情緒，卻完成了與精神層面接觸的任務，如此的技術卻獨漏身體動力與生理學相結合的主要貢獻，進而發現「運動治療」的可能性，因此開始研究發展「保健運動」的技術，保健運動的特色主要是以骨骼為主幹，使肌肉收縮，讓全身充分的伸展，在溫和舒適的動力之下觸動了神經網、淋巴腺體及動靜脈血管的活動，進而發揮體內免疫及內分泌系統的作用。除了展現體內的恆定系統維持體型不變外，也完成了生理保健的目的（不易生病和解除病痛）。

本篇所介紹的保健運動，是針對中老年

腹背伸展

人所設計的動作，它是促使外形快速恢復的
好方法。

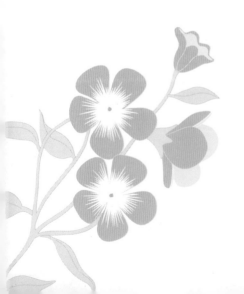

1 雙腳打直併攏，雙手扶腰手肘後靠，臀部收緊往前推出，上身挺
   背後傾。（吸氣）

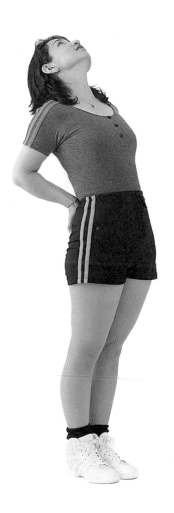

腹背伸展

2 上身往前下彎腰，頭往前看，平背挺胸翹臀，雙腳用力打直。
（吐氣）

動作連貫起來做1分鐘，會產生全身纖維大摩擦，進而燃燒脂肪，
早、午、晚各1次，形成雕塑瘦身作用。

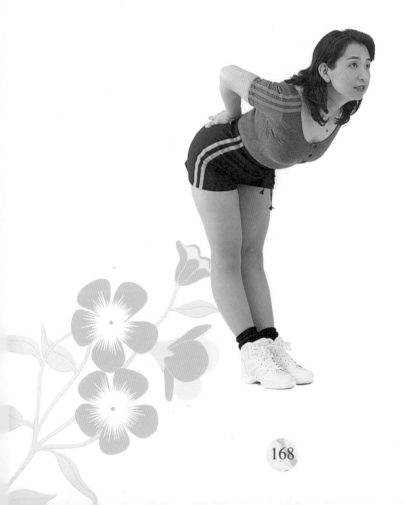

培養腿力（爬山走路不費力）

中 年 人 簡 易 健 身 操　6

培養腿力

現代都市高樓聳立，這是社會現代化的現象。人們由於居住環境的改變使得日常生活作息產生了巨大的改變。在早期每戶人家居住環境都有較多的活動空間，並且由於交通形態的不同而使得人們需要釋放較大的能量來完成一日的作息。如此的生活環境，卻培養出很好的體力。反觀現代都市生活，在大樓有電梯，人們局限在斗室裡活動，以及出門就有汽機車代步的情況下，使得人們在一天中的作息不須消耗太多的體力，因此多數成年人會感覺體力太差，身體狀況與年輕時相差許多，卻不知這是長期累積缺乏運動而加速老化之結果。

然而生活環境的狹小，所造成強迫性失落的健康是可以追回的。一個首先要件就是必須要有：超前的觀念——運動療身。堅定的信念——千錘百鍊。方能完成維護身體健康的任務。尤其是中老年人最需要健康的身體，以避免造成自己的不便，以及家人的煩惱。

所以方便有效又不難的健身方法，是大家所
迫切需要的。

　　現代居家環境普遍都是樓層，需要上上
下下，工作起來也要用到許多腿力，因此培
養腿力勢在必行，俗語說：路遙知馬力，其
意境便是描述：需有好的實力，方能通過測
試。這就是鍛鍊腿力最好的寫照。本篇為大
家介紹這組腿力運動法，便有最好的呈現，
只要按照所示，便可完成培養腿力，且消除
及預防關節疼痛及雕塑外形的多重功效。

培養腿力

1 雙腳併攏，上身前傾，將雙手握於雙膝上，按直雙腿。（此時吸氣）

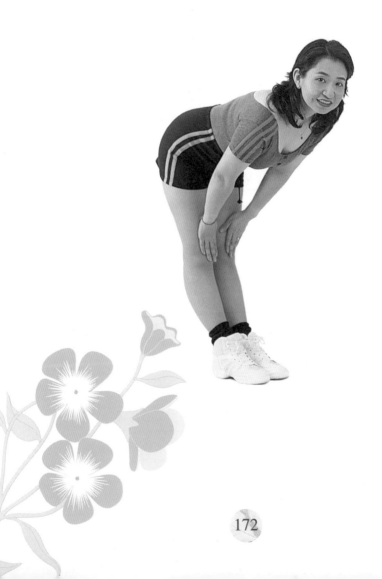

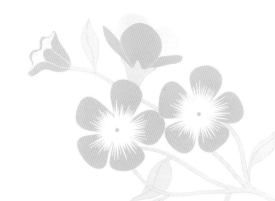

2 屈膝下蹲。（此時吐氣）

一站一蹲動作貫連會覺得痠，可放慢速度，若無法全蹲可半蹲，累
了稍做休息，做到自覺夠了即可。

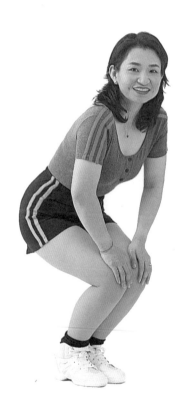

強勁跑步（燃燒吧！脂肪）

中 年 人 簡 易 健 身 操　7

強勁跑步

在中國盛唐時代，人人追求「豐潤圓玉」的身材。這個表相來自唐朝美人——楊貴妃。它象徵雍容富貴，這是在一次台灣「十才女」應邀訪問中國絲綢之路，途經西安訪查搜索中無意發現，且一路西行至甘肅省敦煌市，所見的雕像包括佛像，只要是漢人雕刻之作品均為圓體型，在當時人們追求的是榮華富貴的生活，顯然可見的是他們忽略了身體健康的問題。而這個發現在清華大學修「生理解剖學」課程時得以證實。因為人體上皮中的結締組織下緊貼的便是顆粒脂肪球，它會因為吃過多的食物，而製造大量的小脂球囤積在皮下，更由於沒有相對的釋出能量，在不斷的儲存下使厚度增加。從外觀看形成了肥胖的狀態，女性容易堆積的部分是在臀部和胸部，男性則在腹部。這便是人們在中年後富裕的生活及缺乏恰當的運動下所有的呈現。

從前沒有生理常識不知道肥胖的危害

性，現在資訊發達，人們也開始重視身體的問題，肥胖給人帶來的壞處是一籮筐，心肌梗塞、膽固醇高、血壓高。它就像定時炸彈一樣，不知什麼時候會爆炸，因此燃燒脂肪勢在必行。跑步是點燃體內能量最快的方法，爲要避免心血管的瞬間舒張壓，就必須靠抬高雙臂來加大胸腔的空間，以解除心臟的壓力，這樣會比單純的跑步來得更安全和有效。在跑的速度快慢上，以自己所能接受的節奏爲主，注意呼吸順暢來調控速度加快或放慢。

強勁跑步

1 當右腳起跑時，將手屈肘
抬高。（此時吸氣）

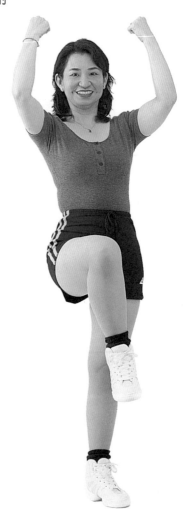

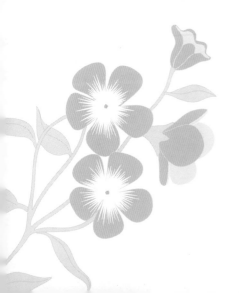

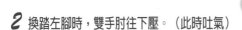

2 換踏左腳時，雙手肘往下壓。（此時吐氣）

跑步時，雙手須配合腳步上下擺動。避
開進食，早、午、晚做，每次跑3分
鐘。建議速度，以音樂節奏為分辨：
30-40歲（吉魯巴音樂），40-50
歲（布魯斯音樂），50-60歲（中
速度華爾滋），60歲以上（慢速
度華爾滋），70歲以上踏步做即
可。

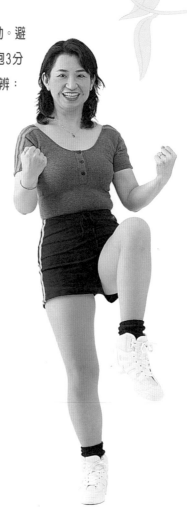

旋轉頸部（柔軟頸椎）

中 年 人 簡 易 健 身 操　8

旋轉頸部

大多數的上班族都有一個現象，就是暫時性的頸部僵硬。由於文書工作須長坐，且低頭書寫，又在冷氣房裡待太久，因而造成脖子僵硬，這與運動神經傳導系統的電頻率降低有關。當一個人彎腰駝背，且低著頭靜止不動超過十分鐘，則動作電位下降，且在常溫中體溫也跟著下降，更由於頭部在至高處血流速趨緩，外加冷氣吹而呈現出肌膚冰冷的狀況。此時稍微一動，便會感到痠痛甚至刺痛，這就是造成陰冷不舒適之主因。

此時便可採取重點肢體運動，直接觸及患部使其活動起來，以解除頸部僵硬。除了刺激運動神經元產生作用，同時加速血液流動而使頸溫回升，解除了陰冷不適之感而倍覺舒暢。相信許多人有此繞轉頭頸的經驗，然而並不是每位都操作正確，我常被學生問及：為何做轉頭時會有暈眩的感覺？其主要原因是出於：當我們在繞頭時睜開雙眼，再

加上中樞神經的拉扯，頓時失去空間方位的基準，造成了平衡感的不協調，而產生暈頭轉向的現象。另外還有速度與呼吸的問題，不可移動太快且須做緩慢沈長的呼吸與吐氣，並將眼睛閉起來做，這樣便可完成一組輕鬆和舒適的頸椎運動。

　　本篇所介紹的旋轉頭部動作除了可消除頸部僵硬之外，若將動作放大到上胸部也跟著自然牽動，如此便可增加柔軟肩背部的效用，而背痠腰痛的煩惱也一掃而空了。

旋轉頸部

預備：雙手插腰，雙腳開站。（先吸一口氣）

1 頭部前低，要完全放鬆。（此時吐氣）

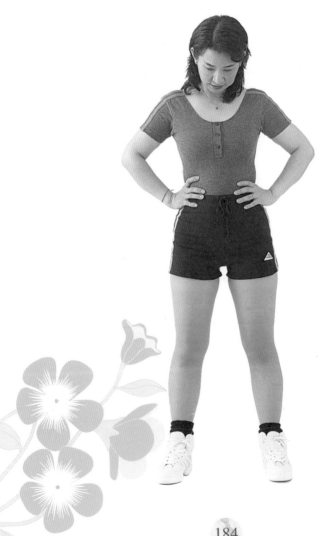

2 頭部向右帶轉過右肩，右耳盡量靠右肩。（此時持續吐氣）

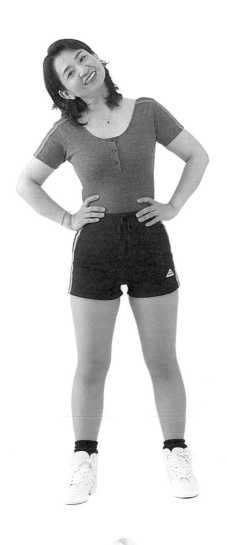

3 頭部繞到正後方，要挺起胸膛。（此時吸氣）

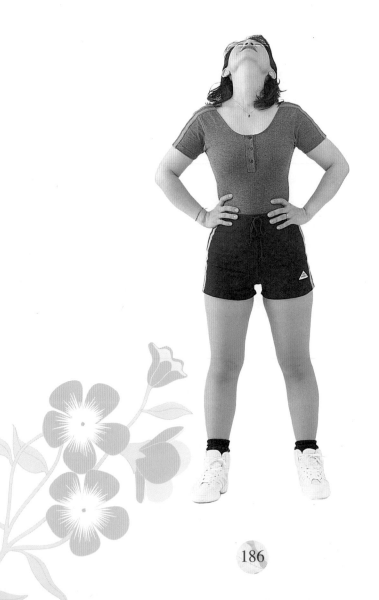

4 頭部帶轉到左肩，左耳儘量靠左肩。（此時吸氣）

繞轉頭部須連貫起來做，注意吸氣用鼻子，
吐氣用嘴巴，右3圈左3圈換著
做，舒適即可，早、午、晚
或疼痛發生時來做皆
宜。

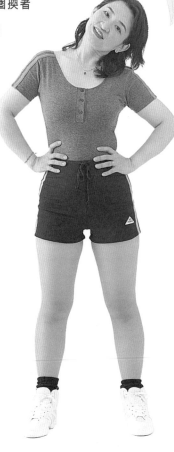

大家一起來運動　　　　　元氣系列2

作　　　　者／易天華

出　版　者／生智文化事業有限公司

發　行　人／林新倫

總　編　輯／孟　樊

執 行 編 輯／賴筱彌‧于善祿

美 術 編 輯／鑫上統股份有限公司‧羅季芬

登　記　證／局版北市業字第677號

地　　　　址／台北市文山區溪洲街67號地下樓

電　　　　話／(02)2366-0309　2366-0313

傳　　　　真／(02)2366-0310

E - m a i l ／ufx0309@msl3.hinet.net

印　　　　刷／科樂印刷事業股份有限公司

法 律 顧 問／北辰著作權事務所　蕭雄淋律師

I　S　B　N／ 957-8637-91-8

初 版 一 刷／1999年2月

定　　　　價／新台幣200元

北區總經銷／揚智文化事業股份有限公司

地　　　　址／台北市新生南路三段88號5樓之6

電　　　　話／(02)2366-0309　2366-0313

傳　　　　真／(02)2366-0310

南區總經銷／昱泓圖書有限公司

地　　　　址／嘉義市通化四街45號

電　　　　話／(05)231-1949　231-1572

傳　　　　真／(05)231-1002

國家圖書館出版品預行編目資料

大家一起來運動／易天華著. ——初版. ——臺
　　北市：生智,1999〔民88〕
　　　　面；　公分. ——（元氣系列；2）
　　ISBN　957-8637-91-8（平裝）

　　1.運動與健康

411.71　　　　　　　　　　　　　88000848